ONE MEDICINE

HOW UNDERSTANDING ANIMALS CAN SAVE YOUR LIFE

救命动物

自然教给人类的健康课

[英国] 马特·摩根 | 著

左安浦 | 译

MATT MORGAN

译林出版社

图书在版编目（CIP）数据

救命动物 ：自然教给人类的健康课 / （英）马特·摩根（Matt Morgan）著 ；左安浦译. -- 南京 ：译林出版社，2025. 7. --（医学人文丛书 / 梁贵柏主编）.
ISBN 978-7-5753-0759-8

Ⅰ. R-332；R-091

中国国家版本馆CIP数据核字第2025WR4849号

著作权合同登记号　图字：10-2022-93号

救命动物：自然教给人类的健康课　［英国］马特·摩根／著　左安浦／译

责任编辑　黄　洁
装帧设计　尚燕平
校　　对　梅　娟
责任印制　单　莉

原文出版　Simon & Schuster, 2023
出版发行　译林出版社
地　　址　南京市湖南路1号A楼
邮　　箱　yilin@yilin.com
网　　址　www.yilin.com
市场热线　025-86633278
排　　版　南京展望文化发展有限公司
印　　刷　苏州市越洋印刷有限公司
开　　本　850毫米×1168毫米　1/32
印　　张　8.375
插　　页　4
版　　次　2025年7月第1版
印　　次　2025年7月第1次印刷
书　　号　ISBN 978-7-5753-0759-8
定　　价　68.00元

献给我的三个美丽的女孩，艾莉森、艾薇和米米。

我爱你们一直到月亮那里，再从月亮上回到这里来。[1]

1 “我爱你一直到月亮那里，再从月亮上回到这里来”出自著名儿童绘本《猜猜我有多爱你》。

有些人会跟动物讲话，但很少有人听动物讲话。

这就是问题所在。

——A. A. 米尔恩，《小熊维尼》

目录

海洋

地下

作者按

为保护隐私，在本书中我更改了患者的一些个人信息。有些病例因其独特性而可能暴露患者的身份，我在征得患者或家属的同意后，才与读者分享这些细节。本书中的所有临床病例都是基于真实的患者，但我更改了一些患者的姓名和特征，略写了部分事件，重新编排了部分对话。我只收录了我认为可靠的事实，但并没有单独核实同事、家人或朋友提供给我的二手细节。

引 言

事情的起因是巴里被一块燕麦饼干噎住了。饼干没有进入 1
他的胃，而是进入了肺部，他心脏骤停，最终住进了我负责的重症监护室。当天早晨，我也差点遭遇了同样的命运。那是威尔士一个罕见的炎炎夏日，我沿着河边骑自行车去上班，吸入了数不清的飞蝇。要是撞上并吸入了一只蜜蜂，我可能也会有生命危险。

当我们尽力挽救巴里的性命时，一群飞鸟从医院病床边的窗外掠过。我心里想，为什么那些鸟没有死？虽然我们不知道它们喜不喜欢吃饼干，但它们在向前飞行的时候，也会不断地吸入异物，这些异物可能堵塞肺部。我想知道，它们是如何活下来的。因此，从一块小小的燕麦饼干开始，我痴迷于探索动物在人类医学方面能教我们什么。

巴里活了下来，我对这个话题的热情也没有消散。然后我
开始研究真正的问题。在重症监护室里，每天我都会遇到生命 2

垂危的人。当我尽力理解他们的疾病并考虑治疗方法时，如今我看到的是动物。长颈鹿是如何呼吸的，它能帮助我们治疗哮喘吗？袋鼠为什么有三条阴道，它能帮助人类夫妻进行体外受精吗？考拉为什么吃屎，我应该让自己的孩子吃屎吗？蚂蚁如何帮助阻止大流行病？很奇怪吧？是的，我认为确实很奇怪。但是，大自然在几百万年前就发明了解决方案，用这些方案解决 21 世纪的问题，应该没有那么奇怪。

于是我开始了探寻。在这个过程中，我发现了人类和动物之间的古老联系。它把我带到遥远的别处，也把我带到陌生的眼前。我的旅程将被一场病毒大流行粗暴地打断，这次大流行表明人类医学和动物医学可以且必须更加紧密地结合起来。合二为一。同一种医学（One Medicine）。

这段旅程最好的起点，莫过于人类和动物的第一次融合——这是查尔斯·达尔文的研究成果。他搭乘小猎犬号进行的开拓性旅行震撼了医学界和科学界，也震撼了生命本身。订好机票，收拾行李，把对开放水域的恐惧抛在脑后，我准备去加拉帕戈斯群岛[1]旅行，见一见能教我们如何长寿的 200 岁的海龟，以及能帮助拯救溺水儿童的海鬣蜥。那是 2020 年 3 月，

1 加拉帕戈斯群岛是位于东太平洋的一个火山群岛，隶属于厄瓜多尔。该群岛与其他陆地隔绝，岛上的动植物很少受到外来物种的影响，因此成为研究进化的宝地。达尔文曾经乘坐小猎犬号来到这里，并产生了进化论的最初灵感。——译注（本书页下注释除特别标明外，均为译者所加。）

我的包里装着护照，心中怀着希望，是时候出发了。然后……

我本应该在千里之外的加拉帕戈斯群岛，在厄瓜多尔的阳 3
光下追随达尔文的脚步，而现在，我却和一个叫乔治的男人一起，通过威尔士一个漆黑的洞穴走入地下。不过，乔治确实和达尔文一样有着茂密的胡子，也像达尔文一样能看到遥远的过去。

就在我出门一周前，突如其来的新型冠状病毒感染改变了包括我在内的数百万人的日常生活。在接下来的两年里，这场大流行给工作在一线的我的重症监护室同事们带来了黑暗。我们的脸上蒙着死亡的尘土。

我的旅行计划取消了，我的日程簿里写满了加班和夜班，我取消了机票，将目的地改成了一个地下洞穴，那里离我小时候在南威尔士的家只有几英里远。在手电筒的光照下，我的双脚触到了两万年前的另一个人站过的地方。人类的远亲伸着手臂，手里抓着一块燧石，在我面前的墙壁上刻了一些对他们而言很重要的事情。一些他们想告诉世界的事情，一些重要的事情。一幅动物的图画。

两万年过去了，现在，人类与动物之间的扭曲关系带来了一场病毒大流行，在这场大流行中，我站在同一个地方，凝视着同一幅图画——在崎岖的威尔士海岸线深处的岩石上，刻着
一只长有巨大鹿角的美丽驯鹿。这是世界上最古老的洞穴壁画 4
之一，发现它的人是我的考古学家向导乔治·纳什博士。他告诉我，刻这幅画的艺术家很可能是一个惯用右手的孩子，对生

活在一起的非人类动物有着深刻的理解。

12个小时后，我站在世界上医疗最发达的地方。虽然我不再在地下使用火炬，但我仍然利用对非人类动物的深刻理解帮助拯救人类的生命。

虽然加拉帕戈斯群岛仍然遥不可及，但我可以参观查尔斯·达尔文在英国乡村的故居。在异常炎热的英国夏日，我开车经过一些小村庄——这些村庄的名字都很滑稽，比如Pratt's Bottom（字面意思是“傻瓜的臀部”）——然后来到一座爬满常春藤的大房子前。达尔文和他的妻子以及十个孩子在这里生活了四十年，写了许多改变世界的书。

在房子里面，楼梯下的一个小木柜中并没有住着少年巫师[1]，而是放着网球拍。上面悬挂着1859年出版的《物种起源》一书中的唯一一幅插图：用墨水勾画的进化树，描摹着我们遥远的家谱。插图旁边注释着三个简单的字——“我认为”。对面的墙上是一幅加拉帕戈斯群岛的地图。

漫步在山毛榉、核桃树与樱桃树环绕的修剪整齐的花园
5 中，我发现了达尔文的“思考之路”。他在这条四百米长的小径上散步、思考和发现。这里是他在头脑中写书的地方，也是他心绞痛发作的地方——之后他在能够俯瞰桑树的卧室中去

1 指英国作家J. K. 罗琳笔下的虚构人物哈利·波特，他童年时便成为孤儿，住在姨妈家楼梯下的碗橱柜中。

世。我一边走路，耳朵听到了鸟儿的鸣叫、蜜蜂的嗡嗡声和飞机的轰鸣，眼睛看到了马群、牛群和正在进行的板球比赛。这是一次悠闲的漫步，只是我的脑海里还有一些杂音：被饼干噎住的巴里，长颈鹿的脖子，以及袋鼠的阴道。

《物种起源》彻底改变了人们对生命的认识，因而成为达尔文最著名的作品，但他的另一部著作《人类的由来》在 1871 年再次改变了世界。达尔文证明，人类与动物并没有性质的区别，而只有程度的区别。他在书中写道："爱一切生灵，是人类最高贵的属性。"

然而，人类与动物的关系似乎已经破碎。我们花在动物身上最多的时间，就是当它们在餐盘上或培养皿中的时候。我们吃动物，用动物做实验。我们让它们生活在这样的环境中：不仅摧毁了它们的幸福，也摧毁了人类的健康和环境。当大流行发生的时候，我们责怪它们；当药物不起作用的时候，我们杀死它们。

但是，如果我们的关系只是出现了裂痕，却尚未彻底破裂呢？如果问题出在个人身上，而不是全人类身上呢？如果修复人类和动物之间的纽带，我们共同的生活就可以变得更紧密、更美好、更高尚呢？

这本书希望用金子修补裂痕，希望让整个世界更加美丽。 6
本书的每一章都将关注生活在陆地上、空中和海洋里的生物，然后我们深入地底，看看死亡和永生。倾听动物的声音，可以帮助我们应对死亡，甚至实现永生吗？可以让世界变得更好吗？

另一位威尔士作家曾说："从开头的地方开头。"[1] 现在，我们绕着地球的轴线旋转，从英国的乡村来到澳大利亚。在这里，我们将看到袋鼠的三条阴道如何帮助我们更好地理解人类生命的起源。和我一起踏上旅程，了解非人类动物的生活和身体。我想让你见见我治疗的病人，他们踮着脚尖在生死之间徘徊。关于我们如何通过了解动物的生活来拯救人类的生命，我想分享其中的科学、故事和伦理。

1 指作家刘易斯·卡罗尔，引文出自他的童话《爱丽丝梦游仙境》。《爱丽丝梦游仙境》的故事与威尔士的兰迪德诺有很密切的关联，但实际上作者刘易斯·卡罗尔是英格兰人。

陆　地

一百辈子也看不完一英亩土地上的所有美景。

——马蒂·鲁宾

第一章　如何生孩子（袋鼠版）

墓地不是一个适合思考阴道的地方，尤其是思考三条阴 9
道。我们被混凝土建成的生命遗迹环绕，但我们不是来拜访死
者，而是来拜访生者的。近乎蓝色的澳大利亚阳光炙烤着刚洒
过水的草地，桉树的薄荷味在微风中舞动。远处一座坟茔的顶
上有两只肥胖的脚，手臂像中量级拳击手一样弯曲，屁股又
圆又翘，像豪车上的轮拱。然后——猛地起身。毫不费力地
弹跳，仿佛被一根无形的舞台威亚牵引着。向左弹跳，向右弹
跳。突然停在湖边。湖边的墓碑旁摆放着精致的鲜花，是为了
缅怀爱过并依然爱着的人。一名哀悼者抬起头来，袖子上的泪
水闪着白光；那是失去的痛苦。

我们来到澳大利亚珀斯的平纳鲁谷纪念公园，就是为了看
一看这些跳跃的有袋类动物。吸引我的并不是袋鼠的跳跃，而
是小袋鼠刚刚露出的小脑袋。它的脑袋夹在育儿袋的开口之
间，像一名紧张的演员躲在舞台幕布后面偷看。在出生的时
候，这只小袋鼠穿过了它妈妈三个阴道中的一个。为什么会有 10

三个？怎么做到的？了解袋鼠的怀孕是否能帮助莱斯莉·布朗和约翰·布朗这样的人类父母？让我们见见他们的女儿，从而弄清楚这些问题。路易丝·布朗是有史以来第二个不通过父母性关系出生的人。我不确定耶稣算不算，所以她很可能是第一个。可以确定的是，她是世界上第一例试管婴儿。

你知道你被创造出来的确切时间和地点吗？每次吹灭生日蜡烛，当烟雾升起的时候，出生的故事都会被重新讲述，但受孕的故事通常会被隐藏起来——就像受孕的过程一样。你可能一想到爸爸射精就会觉得难为情，但随后发生的事情是你尚不存在的生命中最重要的时刻。你即将成为你。

路易丝·布朗不需要担心这些问题。她的存在开始于 1977 年 11 月 10 日上午 11 点整，地点是奥尔德姆，护士琼·珀迪见证了这一切，而当时她的父母正在 150 英里外的布里斯托尔。没有浪漫晚餐，没有氛围音乐，更没有性高潮。虽然路易丝被媒体称为世界上第一例“试管婴儿”，但受孕过程实际上发生在一个玻璃培养皿中。257 天后，也就是 1978 年 7 月 25 日，路易丝·乔伊·布朗在奥尔德姆综合医院通过剖宫产出生，体重只有 5 磅 12 盎司[1]。在路易丝出生后不久，世界各地的报纸头条出现了一张标志性的照片：她裹着一条柔软的白色毛巾。

11 在自传《我作为世界上第一例试管婴儿的生活》中，路

1 磅和盎司都是英制计量单位，5 磅 12 盎司换算为公制单位是 2.6 千克。

易丝·布朗在第一页便倾注了强烈的感情，因为她把这本书献给她的四位父母。她的妈妈莱斯莉是一个非常注重隐私的人，“她之所以成为全世界的焦点，是因为她非常想要一个家庭”。由于输卵管堵塞，九年来，莱斯莉和丈夫约翰一直无法自然受孕，于是她接受了露易丝的另外两位父母——罗伯特·爱德华兹教授和帕特里克·斯特普托医生——实施的生育治疗。尽管在 1978 年之前就有其他女性接受过受精卵移植，但路易丝是第一个经过这种治疗出生的孩子。这项研究在 2010 年获得了诺贝尔生理学或医学奖。

自露易丝以来，已经有超过 800 万婴儿通过体外受精技术诞生，这是人类历史的标志性一步，但人们很容易低估它。布朗家的一张全家福显示，在布里斯托尔标志性的克利夫顿吊桥前面，新生儿躺在一辆淡粉色的婴儿车里，孩子的父母站在两侧。三个人所处的位置是陡峭的埃文峡谷的悬崖边上，背景是 19 世纪工程学的顶峰。这座桥梁开放于 1864 年，展示了维多利亚时代对自然界的掌控；1978 年，人体的工程师已经掌握了生命本身。他们在动物的帮助下才做到了这一点，比如我在 15 000 千米外的珀斯亲手喂的袋鼠。

袋鼠属于有袋类动物。袋鼠的英文名“marsupials”源自 12
希腊语，本义是“女士手袋”，有袋类动物利用这些袋子携带和哺育幼崽。有袋类动物的进化最早发生在一亿年前的南美洲，当时的南美洲大陆与澳大利亚和南极洲相连。如今，澳大利亚拥有世界上数量最多的有袋类动物，大约有 120 种；而南美洲和中美洲加起来只有 90 种，其中包括名实相符的“雅鼠负鼠”。

最早的哺乳动物是卵生的动物，不需要担心胚胎着床的问题。1.6 亿年前，人类和有袋类动物的共同祖先进化出了胎生这种繁殖方式。袋鼠和负鼠等动物作为最早的胎生哺乳动物，率先完成了从子宫内部的幽邃暗夜到外部世界的危险旅程。有袋类动物的怀孕位于卵生哺乳动物和胎盘哺乳动物的十字路口[1]，也是我们理解用于创造路易丝·布朗的体外受精技术如何完善的关键。在体内而非在蛋壳内孕育新生命，需要非常了不起的适应性。我们现在可以安全地在发育的胚胎中插入微型摄像头，并使用精细的超声波扫描记录出生前的生命，从而观察这个美丽的过程。

用一枚精子和一枚卵子创造新生命，这是体外受精最不可思议的部分，其实也是最简单的部分。有些动物的受精本来就是在体外进行的。一种深海的鮟鱇鱼，即新角鮟鱇，其前戏是雄鱼先咬住比自己体型大十倍的雌鱼。在浪漫的前戏结束后，雄鱼开始解体，融入它的新伴侣，直到身体完全消失，只
13 剩下睾丸。然后，雌鱼体内排出许多卵子，与脱离肉体的睾丸中的精子结合。受精过程在周围的海水中进行，无须用手持

1 哺乳动物大致分为三类，大部分是胎盘哺乳动物，其次是有袋哺乳动物，最后是单孔哺乳动物，后者是卵生的哺乳动物，比如鸭嘴兽。

握。蓝鲸在射精时能产生超过 400 加仑的精液。这可能是海水有咸味的原因之一。只有 10% 的精液进入伴侣体内，剩下的 360 加仑融入海洋。这是咸海水不宜饮用的另一个原因。

在知道体外受精是有可能的之后，科学家便开始尝试哺乳动物的创生。非常奇怪，首选的用来研究体外受精的哺乳动物居然是以性欲旺盛著称的兔子。匈牙利科学家塞缪尔·利奥波德·申克在 1878 年证明，兔子的人工体外受精是有可能的，但人为地创造人类生命还需要再等一段时间。

想象一下，你是第一个亲眼见证人类生命创生的人。米里亚姆·门金出生于拉脱维亚，1938 年在马萨诸塞州波士顿的妇女免费医院工作，是一位受过高等教育的实验室技术员。她是第一个在体外使人类卵子受精的人——新生命的“母性造物主”。六年里，她持之以恒地进行每周的例行实验。每周二，她都会从常规手术切除的卵巢中精心挑选一些针尖大小的卵子。周三，她会在玻璃皿中向卵子加入一团精子。周四会在期盼和祈祷中度过。然后，周五，她会通过显微镜观察卵子和精子是否已经形成了生命。六年中，每周都是同样的 14
结果：无事发生。

然而，某一周，她熟悉的模式首次发生了变化。在一次手术室日程表变更之后，门金在周四挑选了一枚卵子，这枚卵子来自一位 38 岁的女性，她有四个孩子，子宫已经脱垂。对门金而言，这是难熬的一周，她每天都无法入睡，因为她的八个月大的女儿开始长牙了。在极度的疲劳中，门金犯了一个错误。她通常会把精子和卵子混合 30 分钟。然而她“疲惫不堪，昏昏欲睡，在显微镜下观察精子如何在卵子周围嬉戏时，我忘记看时钟，直到我突然意识到已经过去了整整一个小时”。

1944 年 2 月 6 日，波士顿一个安静的周日早晨，她回到实验室，看到了其他人从未见过的东西——初期的人类生命从一个玻璃容器底部发出微光。卵子与精子合二为一。照顾小婴儿是一件非常困难的事情，现在数以百万计的其他人也可以成为父母，经历同样的难题，这很美好。

那么，为什么要再等上 34 年，才会诞生世界上第一例试管婴儿？如果没有给早期胚胎提供庇护的场所，生命的火花塞就永远不足以发挥作用。生命需要回到体内，但着床和庇护的过程很难实现，直到我们了解了袋鼠。

我从来都不喜欢跨年夜。首先，庆祝活动还没有开始，我就已经上床睡觉了。此外，新的一年随着钟声的敲响“开始”，这是一种人为的建构，实际上，时间是持续变化的海洋，在我们的生活边缘不断涌动。酒水太贵，音乐太吵，回家的出租车太难等。然而，如果我受邀参加 1853 年伦敦水晶宫的跨年晚会，我的想法可能不一样。

1853 年跨年夜，当你走进巨大的维多利亚式骨架型建筑水晶宫，你很快就会被另一具骨架震撼。那是一比一的骨架。坐在里面的是那一代最著名的科学家，他们在一只巨大禽龙的骨架下面用餐。这是最早的全尺寸恐龙雕塑。他们一边喝着假海龟汤一边唱着歌，骨头周围回荡着这样的歌词：

快活的老野兽
他还没有死
他又活了过来！
吼！

坐在餐桌主位的是理查德·欧文，他是给恐龙（Dinosauria，意思是“可怕的爬行动物”）起名字的人。他们用餐时头顶的那只生物，很容易被误认为是一只巨大的袋鼠。这是因为欧文首先用青蛙，然后用鸵鸟等大型鸟类作为参考，最后决定用袋鼠作为
重塑恐龙的参照模型。人们普遍认为，恐龙长得像袋鼠，甚至行 16
为方式也像袋鼠。阿瑟·柯南·道尔以夏洛克·福尔摩斯的故事而闻名，在他 1912 年出版的《失落的世界》一书中，恐龙的前腿在胸前交叉，凭借有力的后腿四处跳跃。恐龙被认为是一种长着牙齿和鳞片的袋鼠。

欧文长期痴迷于我们现在所说的“比较解剖学”，即通过检查非人类动物的身体帮助他了解自己的身体。他经常解剖伦敦动物园里死去的动物，甚至有一次，他的妻子回到家，发现前厅有一头刚刚死去的犀牛。完成小猎犬号航行后，达尔文收集了大量的标本，欧文同意研究这些标本，其中包括在南美洲收集到的骨骼化石。欧文后来的发现表明，这些绝种的巨型生物是啮齿动物

和树懒，它们与同一地区的物种有亲缘关系，而并非如达尔文最初认为的那样是非洲动物的近亲。这个想法后来和其他许多想法一起，帮助达尔文形成了他自己的“自然选择”概念。

欧文对袋鼠的迷恋始于他在育儿袋里看见一只小袋鼠时，就像我在澳大利亚看到的那样。1834 年，他在英国皇家学会《自然科学会报》上的一篇论文中写道，弄清楚这是如何形成的，是“一项值得关注的研究”。翻开书页已经泛黄的原始手稿，我们第一次看到了用铅笔描绘的这种跳跃动物体内的生命机制。

17 根据欧文的研究，我们知道袋鼠的三条阴道有不同的用途——两个用于性交，一个用于生育。其他的有袋类动物包括考拉、袋熊和袋獾，也是这种结构。两侧的阴道将精子输送到两个子宫中的一个，中间的阴道则是小袋鼠进入外部世界的通道。与这种奇怪构造相匹配的是雄性有袋类动物的尖端分叉的阴茎。

类似于大多数自然奇事，袋鼠的这种构造也具有进化优势。成年袋鼠可以比重量级拳击手穆罕默德·阿里更高、更重，而小袋鼠出生时只有一颗软糖那么大，这有助于它们适应窄小的内脏。小袋鼠在出生时发育非常不完全。从自私基因的角度看，这使得雌性袋鼠保持在永久怀孕的循环中。育儿袋里有一只小袋鼠，子宫里有一枚正在发育的胚胎，外面的世界可以继续养育大一点的孩子——三个孩子只需要一个孩子的时间成本。生命有时候是一场数字游戏，虽然它并不是掷骰子。

然而，并不是袋鼠生殖系统的可见组织，而是那些不可见的特征，为人类体外受精技术的成功提供了信息。在兔子的帮助下，人类体外受精之谜被破解，下一个挑战是将新生命植入体内。有袋类动物是从这里开始引路的。

并非只有袋鼠和兔子这两种动物帮助人类成为父母。几十 18
年来，“最准确的验孕测试”听起来就像是《哈利·波特》中的魔法。20 世纪 30 年代，结束南非工作归来的英国生物学家兰斯洛特·托马斯·霍格本带回了数千只非洲爪蟾。“霍格本测试”在爱丁堡进行了数万次，包括将人的尿液注射到爪蟾的皮肤中。如果爪蟾在第二天产卵，就说明尿液的主人怀孕了。直到 20 世纪 60 年代，人们才引入了基于抗体技术而非爪蟾的现代验孕技术。看到验孕棒上的线条永远是一个特别的时刻，如今它更被一个清晰的数字单词“怀孕”取代——尽管让一只青蛙告诉你，你的生活即将改变，这更加有诗意。在莱斯莉·布朗和约翰·布朗看到自己的特殊线条后八个月，世界即将改变，因为一个人工创造的人类生命开始了她的第一次呼吸。

最大的飞跃是能够安全地将他们的胚胎植入莱斯莉体内，并说服她的身体接纳外来入侵者。如果说登月是在这个世界之外的最伟大探索，那么在这个世界之内、在人类身体之中，通过体外受精诞生的婴儿可以与登月之传奇相媲美。

虽然在各个方面都很有诗意，但我们现在知道，子宫内最先发育的是胚胎的末端，也就是肛门。从根本上说，你曾经只

19 是一个肛门。有些人到现在仍然是。[1] 过了不久，你的双手长出了像蜥蜴一样的额外肌肉。这是人类进化史上最古老的记忆之一，可以追溯到至少 2.5 亿年前，当时我们从爬行动物变成了哺乳动物。蜥蜴的前肢在今天几乎没有什么作用，但这些早期的变化使人类的大拇指保留了一块额外的肌肉，从而比其他手指更加灵活。但在进入这个阶段之前，生命需要钻入子宫内膜，着床，安然无恙地待上九个月。如何才能做到？

在人类中，75% 的不孕是因为着床失败，而非受精失败。着床是必要的步骤，在此之后胚胎才开始发育。创造生命比维持生命更容易。失去孩子，即便只是失去胎儿，也是一种永恒的痛苦。几千年前就已经存在这种失去，但时间并没有冲淡痛苦。对于父母来说，早期妊娠流产是一种难以量化的、特别残酷的死亡。是“可能”而非“现实”带来了如此多的快乐。他 / 她会长成什么样子？他 / 她会成为怎样的人？你永远无法知道了。

当我和妻子未出世的孩子只有 11 周大的时候，我们失去了他。就在几天前，洁白的塑料超声扫描仪的屏幕上还充满了代表生命的灰色像素。一颗豌豆大小的心脏，每跳动一次就会泵出两滴眼泪大小的血液。每心跳一次，机器里的微型扬声器就会发出“咻咻”声，那声音就像是你在夜里听到自己的心跳拍打着自己的耳膜。

几天后，小出血，再次回到那台扫描仪。现在，像素保持

---

1 在英语中，“arsehole”既有“肛门”的意思，也有“混蛋”的意思。

静止，沉默滔滔不绝。一颗豌豆大小的心脏，不再每跳动一次 20
就泵出两滴眼泪大小的血液。一滴属于我的妻子，另一滴属于我。未来是灰色的，世界像水泥一样单调，希望变成了回忆。感觉我们再也不会走在街道上阳光灿烂的一侧。但我们会出现在那里。

妊娠早期与膝盖扭伤有很多共同之处。急诊科里经常碰到四十多岁的人，他们在踢了一场准备不充分的足球比赛后出现膝盖疼痛。在他们的心中，自己仍然是那个健康、强壮的青少年，但他们的身体更加实事求是，每踢一脚都会嘎吱作响。突然扭伤，膝盖肿胀，剧痛和发红——这是炎症的主要征兆。炎症也是成功怀孕——从着床开始，到分娩结束——的关键。

人们很早就知道，在胚胎着床之后，子宫内膜会切换到抗炎状态，从而预防胎儿引起的排斥反应。毕竟，胚胎是一种错配的遗传物质，对母体来说它就像传染病一样陌生。在妊娠早期，过度发炎可能会导致流产，就像身体试图驱逐传染病一样。为了应对反复流产或着床失败的情况，研究人员曾经尝试用药物和手术来抑制免疫系统。他们完全不知道，小小的抗争有利于维持未来的生命。攥紧手指可以捏成拳头，也可以增强握力。

通过研究袋鼠和负鼠等有袋类动物的怀孕情况，我们理解了为什么通过服用布洛芬等药物来抑制炎症，实际上会降低
而不是提高人类体外受精的成功率。相反，擦破人类子宫引起 21

炎症可能会提高着床成功率，为路易丝·布朗这样的孩子赋予生命。

在研究有袋类动物之前，医生认为着床是一个单方面的过程，只需要早期胚胎完成附着并嵌入子宫壁的任务。似乎只有提高胚胎质量，体外受精才有可能成功。我们现在知道，和所有的关系一样，着床过程需要双向合作。着床是一个复杂的过程，同时取决于胎儿和母亲。

我们发现，负鼠等动物的胚胎最开始仍然覆盖着蛋壳。然而，必须打破这层蛋壳，才能形成胎盘。母亲的身体轻柔地吃掉蛋壳，产生溶解碳酸钙材料的消化酶——碳酸钙就是用来制作粉笔的物质。这个消化过程会引起炎症反应，炎症会损害子宫内膜。随着荷尔蒙变化，炎症也会导致孕妇晨吐。子宫内膜的轻微损伤促进了着床和胎盘发育，这是早期体外受精技术最困难的步骤，导致了我和妻子经历的早期妊娠流产。就像扭伤的膝盖需要肿胀才能痊愈，生命也需要逆境才能茁壮成长。

现在，实施体外受精的医生可以使用几种分子标志物，帮助检测着床的容受性。这些分子标志物是基于人类对有袋类动
22 物怀孕留下的线索的理解。这样，胚胎移植的时机就正好是可以着床的时候。利用炎症作为母婴之间的一种交流方式，这真的很特别，呼应了人类曾经身为有袋类动物的历史。我们现在知道，阿司匹林和布洛芬等药物什么时候可以安全地用于促进

而非威胁胚胎的温馨家园。

所有的父母都知道，对于他们自己和孩子，怀孕只是旅程的开始。路易丝·布朗的出生非常简单。剖宫产手术又快又顺利，婴儿很健康，如今她已经是两个孩子的妈妈。然而，对于世界各地数以百万计的婴儿来说，从子宫内部到呼吸外界空气是一个非常艰难的转变，他们一离开内部世界就需要外部世界的帮助。接下来，我们将见到我的好朋友露西、她的丈夫欧文以及他们的孩子。三个孩子。三胞胎。虽然在出生时比软糖大小的小袋鼠要大得多，但他们的生存不仅仅需要一个育儿袋。他们还需要运气，需要药物，也需要触摸。适当压力的触摸，就像猴子一样。但首先，让我们先去一趟丛林。

第二章　睡吧，孩子

23 快艇靠岸了，像一只落在红花上的黄蜂。驾驶员露出几颗黄牙，微笑着欢迎我们，像秋日里的阳光。她把救生衣递给我们，像从口袋里分发糖果。我的小女儿跌进她的怀里，被塞在外面口袋里的超大号浮板淹没了。快艇颠簸着，海水拍打着，人们的期望越来越强烈。我们乘坐快艇，在咸湿的空气中穿行，在亚庇的水上浮村附近漂流，然后前往西必洛，去见一见失散多年的家人。失散多年，而且仍然失散。

欢迎来到婆罗洲。红毛猩猩在这里荡秋千，相互梳理毛发，教我们如何更好地生活。我们希望在婆罗洲盘根错节的树根里见到“丛林老人”：一个红毛猩猩家庭，其中一员名叫“奇基塔”（意思是“小”），是个孤儿幼崽。奇基塔是西必洛红
24 毛猩猩康复中心迄今为止救助过的年龄最小的幼崽之一，如今已融入新的“领养家庭”。这些橙红色的猿类始祖可以教会我们，早产数个月的人类婴儿如何能够存活下来。奇基塔会向我证明，触摸的力量有多么强大。新生儿重症监护室直到最近才

吸取教训，而这些动物早就知道了。奇基塔的养母让我想到了另一位刚刚成为母亲的人类如何以同样的优雅方式照顾自己的孩子，尽管她与灵长类祖先已经分道扬镳了几百万年。

一对经营农场生意的新婚夫妇决定尝试要个孩子。开始了。第一个月，她没有按时来月经，便做了验孕。验孕棒上出现了两条实线。怀孕了。

在我和妻子失去孩子后不久，我的朋友露西和欧文做了第一次妊娠扫描。超声波启动，冰冷的凝胶贴在柔软的肌肤上。开始搜寻新生命：一次心跳，跳动得很强劲，这是一个孩子。但过了不久，露西也听到了我们之前听到的那种长时间的沉默。但她听到的沉默不一样，没有悲伤和失落，却有意外之喜。她听到的不是一次心跳，而是两次。然后，不再是两次心跳，是三次。

“我得把我的领导找来，”超声波检验师说，“不是出问题了，我只是想确认一下……”

开车返回家庭农场，威尔士蜿蜒的小路似乎比以往任何时候都要漫长很多。全家人都已经等在门口，露西大声练习着待会儿要对他们说的话。

“扫描结果很好，一切正常。”

在很多方面，都是如此。很多方面。都很好，不是一个 25
孩子很好，也不是两个孩子很好，而是三个孩子都很好。三胞胎，自然的三胞胎。这是尝试的第一个月。他们开始尝试，然后就水到渠成。

怀孕非常辛苦。反胃，失眠，担心接下来发生的事情。子宫里有一对双胞胎女孩和一个男孩。那个月排了两枚卵子，其中一枚卵子一分为二，产生了同卵双胞的女孩，另一枚卵子完好无损地产生了男孩。但二加一还是等于三，三个孩子都需要出生和生存。大约一半的双胞胎和几乎所有的三胞胎都会在 37 周之前早产。软糖大小的小袋鼠在孕育之后 34 天就出生了，可是在历史上的大部分时间，人类没有照顾早产儿的育儿袋。露西日夜担忧：她的孩子如何才能安全地离开她身体的保护，进入外面的世界；他们是否有能力照顾这么多孩子；他们如何才能安然地度过这一切。

早产仍然会导致许多婴儿死亡，每十例中就有一例受到影响。护理早产儿的技术已经有所进步，但那些 28 周前出生的、体重比菠萝还要轻的早产儿，只有一半能够活下来。需要经常有人帮助他们呼吸、进食、抗感染和保暖；需要有人帮助，他们才能生存和成长。

新生儿重症监护室的一些技术有助于支持这些脆弱的生
26 命。20 世纪 70 年代，更好的呼吸机诞生了，90 年代，改善婴儿肺部弹性的新药出现了，十年后更进一步，出现了类固醇药物。然而直到最近十年，我们才了解触摸孩子的力量——每个父母都可以用这种力量帮助孩子。

这种被称为“袋鼠式护理”的方法与传统的新生儿治疗方

法一起使用，鼓励父母拥抱和触摸那些依赖生命支持机的危重早产儿。[1]父母的皮肤触摸婴儿的皮肤。肌肤接触。这使他们的生存概率提高了三分之一。被拥抱的婴儿更少被感染，体温控制得更好，肺部疾病也更少。拥抱和触摸有助于孩子增重，甚至还能增加他们的身高和头围。虽然被称为“袋鼠式护理”，但这种医疗创新实际上与我们遥远的猿类祖先的养育方式有更多的相似之处。也许应该改名为“猴子式护理”。灵长类动物的社交式触摸将有助于解释露西如何用双手帮助她的孩子们活下来，甚至可能解释了人类为什么会因为笑话、聚会和吸毒而发笑。我即将在婆罗洲遇到的母猩猩和幼猩猩尽管没有给我讲什么笑话，但已经练习这些技巧数百万年。

我们走在森林的地面，生命的碎片形成了浓密的植被地
毯。我的棉衬衫湿透了，我感觉汗珠从我背上流下来，像水滑
梯上的孩子一样加速，然后溅落到短裤的腰带上。我们的本地 27
向导毫不费力地大步前行；他长着一双棕色的纤细长腿，像两
根浮木。他的脸上画满了线条——每一次穿过这片他称之为
“家”的丛林，他就会画一条。然后我们听到一声噼啪，接着
一声咔嗒。虽然没有风，但树枝摇曳不停。树枝弯折的时候，
仿佛是在祈祷；弹回的时候，就有一团模糊的琥珀色划过。母

1 呼吸机是指辅助呼吸的机器，而生命支持机的功能更加宽泛，还包含心脏起搏、心肺复苏、肾透析等。

猩猩从模糊的树枝后面出现，背上驮着心爱的宝贝：它的女儿奇基塔，才几周大。

“Orangutan”（红毛猩猩）是能够完美描述其含义的美丽词汇之一。我的母语威尔士语也能做到这一点。“祖母”在威尔士语中被称为“mamgu”，意思是“挚爱的母亲”。“麻醉医师”被称为“ceidwad y cysg”，意思是“睡眠的保护者”。“桃子”被称为“eirin gwlanog”，意思是“毛茸茸的李子”。在马来语中，“orangutan”的意思是“丛林老人”。

奇基塔的手指长满了粗糙的毛发，它像摔跤运动员一样把双腿缠在妈妈的身体上，嘎吱作响的脚趾像它的双手一样紧握着。你也可以像奇基塔一样紧握着。现在，张开你的人类手掌，掌心向上对着天花板，握紧拳头，拳心向内弯曲。眼睛看着从手掌根部到小臂中间的肌腱线。有些人会有两条线，也就是两条肌腱。但还有些人有三条线，一条额外的肌腱连接着一块古老的猿猴肌肉，掌长肌，它帮助奇基塔紧紧地抓住妈妈的背部。

我在那里站了将近一个小时。独自一人，但并不孤独。母猩猩和幼猩猩奇基塔就躺在地上，母亲的双手在孩子的皮毛
28 里搜寻着不存在的虫子。与此同时，另一只成年的红毛猩猩站在它们身后，做着同样的动作，为这位母亲梳理，触摸它的背部，用各种方式轻抚它的毛发。它们站成一排，在彼此的皮毛上寻找不存在的虫子。它们相互触摸，相互梳理，相互亲近。在千里之外，露西拥抱着三胞胎中最小的男孩乔，这三个孩子

出生时只有 30 周大。乔的脸颊紧贴着她赤裸的胸口，她用一只手的食指轻抚着他背部纸一样的肌肤，而她的另一只手，指尖缓慢地从他的肩膀滑到他的手腕，那只手腕上还残留着医学检查留下的血迹。她来回摇摆，哼唱着她妈妈给她唱过的摇篮曲。

露西正在效仿灵长类动物祖先的根深蒂固的行为，可她自己并不知情。就像奇基塔的妈妈那样，她正在为乔梳理。她触摸，她梳理，她亲近。但这是为什么呢？为什么猿类和年轻的妈妈都会梳理？为什么这有助于小婴儿的生存？

要把从前的猿类和今天的人类婴儿联系起来，我们需要从八卦、闲聊和梳理的角度来思考一下。在东非的花园阳台上，英国人类学家罗宾·邓巴第一次见到一只三岁的猴子后，热衷探究人际关系的他便开始研究灵长类动物的行为。他是在非洲部落、阿拉伯人和印度人的混杂文化中长大的。他从小就讲斯瓦希里语，用梵语写诗，直到 40 岁才获得第一份真正的工作。 29
他生活在大英帝国的世界中，这使他对人际交往产生了无穷的兴趣。

虽然早就在阳台上见过猴子，但邓巴对野生动物不感兴趣。他的朋友和家人只是把动物当成步枪瞄准的靶子。邓巴接触动物是因为对人类行为的热爱，这一点不同于其他的灵长类动物学家，比如珍·古道尔，动物是她的初恋，她通过动物了解人类的行为。在伦敦应聘临床心理学家的职位时，邓巴因为出版的作品比老板更多而遭到拒绝。后来，在一次前往埃塞俄比亚的大学考察中，邓巴与狒狒的一次偶遇激发了他对灵长类动物行为的兴趣。狒狒用钟表匠一样的手指轻轻地将粗糙的灰色毛发从一边梳到另一边，就像理发师给头发分缝一样；邓巴对这种现象感到好奇，他不理解为什么灵长类动物花这么多时间梳毛。这会让它们没有时间寻找食物，暴露在捕食者面前，消耗大量的体力。邓巴想知道，梳毛是否会影响灵长类动物的群体规模。他一生都在寻找这个问题的答案。

这并不是浪费时间，邓巴是对的。从俄罗斯的军队，到意大利的山村，再到威尔士的橄榄球队，狒狒式的固定群体规模在整个人类社会中随处可见。这个神奇的数字[1]甚至可以帮助医疗团队更好地协作。但就目前而言，灵长类动物的梳毛，比如奇基塔和妈妈之间的梳毛，如何拯救露西的三胞胎那样的早产儿的生命？

30 来自他人的触摸可以减轻压力，无论婴儿还是成年人都是如此。在北卡罗来纳州一所大学的实验中，参与者和他们的伴侣一起观看了一段浪漫视频，随后一部分人进行了长达 20 秒钟的拥抱。然后，他们只有 2 分钟的时间来准备和录制一段演讲，这段演讲会播放给他们听。这个实验被设计成一种压力体

---

1 这个数字被称为邓巴数，指某个人能够维持紧密人际关系的人数上限，通常被认为是 150 个人。

验，拥抱过的参与者血压和心率上升的幅度更小。

在进行该实验的城市，2020 年的“黑人的命也是命”抗议活动中，一个人类拥抱化解了一场潜在的致命危机。

“战术车，全副武装的防暴警察，不安的人群。当然，还有呐喊和尖叫。”在北卡罗来纳州，防暴警察与越来越激动的抗议者正在对峙，一名警官如此说道。在一个令人震惊的时刻，60 名防暴警察跪了下来，声援抗议者。片刻之后，戴着鲜艳红色头巾的领头的抗议者，走上前拥抱了现场负责的警官。第二天，一家报纸的头版刊登了这张照片，抗议者的眼泪顺着脸颊滚落到警官的防弹背心上。对峙结束了。流下的眼泪是为爱付出的汗水，通过一个拥抱得以封存。

触摸甚至可以让我们拥有读心术。简单地将一只手搭在胳膊上，就可以传达一系列的情绪，陌生人完全能够读懂这些情绪。在另一项实验中，当手臂被抚摸、按压或揉捏之后，参与者在 80% 的时间里能够正确地识别情绪，辨认出愤怒、恐惧、 31
厌恶、喜爱、感激乃至同情。

至于触摸对人类发展的重要性，这也没什么好惊讶的。在贫困的罗马尼亚孤儿院中，孩子们能触到的只有金属栏杆，一些模糊的照片记录显示，如果失去其他人类的触摸，孩子的发展会面临终身的问题。在新型冠状病毒感染大流行期间，我们失去了触摸，仿佛生活在一个生命三明治被切掉面包皮的时代。同样，如果你不让猩猩梳毛，它们很快就会变得低落、悲伤，甚至会生病。因此，正如触摸可以带来健康，失去联系和感觉不到触摸也会导致问题，约翰尼·卡什的例子将说明这一点。

生活就像一张大号的黑胶唱片。日子很长，但岁月很短。前一分钟你还是儿子或女儿，后一分钟你就成了爸爸或妈妈。时至今日，我还能闻到儿时车库里的潮湿空气，爸爸在车库里给我放他最喜欢的唱片。在披头士、谁人乐队和鲍勃·迪伦之后，在妈妈喊我们吃晚饭之前，我们会听约翰尼·卡什的歌。通过单声道黑胶唱机的嚓嚓声，他的歌曲《火环》的前奏总是能让我微笑。30 年过去了，现在我在空调里用高清环绕立体声为我的两个女儿播放约翰尼·卡什的歌曲。还是那么好听。

32 无缘无故地老去是非常艰难的，但约翰尼·卡什有他的妻子和他的音乐。71 岁的约翰尼·卡什有严重的健康问题，在 2002 年发行《伤害》翻唱版时，他的声音已经颤抖。伴奏视频的录制地点是卡什生活了 30 年的家，场景在房子周围的迷人环境和他日渐衰弱的健康状况之间切换。他那双方正的手僵硬地弹着吉他，苍老变形。这首歌的歌词是七年前年轻的美国摇滚乐队九寸钉乐团创作的，但它讲述了卡什的挣扎。它讲的是针尖撕裂伤口，讲的是痛苦和悲伤。

卡什饱受长期糖尿病的折磨，糖尿病已经破坏了他的双脚、双手甚至脊髓的神经末梢。他每天需要在大腿上注射三次胰岛素。血液中的大量糖分已经磨损了神经末梢，正是这些神经末梢对轻微的触碰有反应，比如灵长类动物梳毛时，以及人类抚摸早产儿时。他的双脚失去了知觉，这意味着哪怕鞋子里的一粒米也会对他造成严重的伤害。走路时感觉不到皮肤的摩擦，可能会导致轻微的皮肤溃疡。感觉不到轻微的皮肤溃疡，可能会导致更严重的溃疡，并且导致感染。卡什脊髓中受损的神经让他患上了痛苦的自主神经病变，最轻微的冒犯也会使他的神经系统崩溃，从而使他血压飙升，皮肤出汗，心率变得不稳定。《伤害》这首歌之所以极具感染力，正因为演唱者字字泣血。

虽然卡什的音乐翻红了，但糖尿病带来的痛苦夺走了他的表演能力。然后，他的妻子简·卡特·卡什去世了。无缘无故 33
地老去是非常艰难的。在视频的最后，卡什用疼痛的双手合上钢琴，这一幕仿佛预示了七个月后他的离世。据传，他说的最后一句话是“我听到火车来了”。

经过多年的研究，邓巴已经证明，灵长类动物梳毛的主要目的不是捉虫，而是建立和保持社会联系。这种联系不仅仅是通过共处强化的心理纽带而形成，更源于触摸与大脑之间的固有连接。人们认为，子宫内的胎儿在有听觉、嗅觉和味觉之前就已经有了触觉。在子宫里，双胞胎甚至会伸手去触摸对方。关于这种触摸，猿猴能告诉我们什么？

只有与梳毛速度相当的轻微触摸，才能激活猴子皮肤上的特殊感受器，使之放电。如果太用力，它们不会有反应。速度太快或者太慢，也不会有反应。但是速度为每秒三米的轻微触摸会将脉冲从皮肤传送到脊髓，再传送到大脑的原始部分。那里的脑细胞释放出各种化学信息，包括血清素和多巴胺之类的内啡肽，以及像海洛因一样强效的镇痛物质。梳理和触摸，与大脑中产生快乐、愉悦和爱的化学物质有直接的联系。这是一种炼金术，通过他人之手触及灵魂。奇基塔的母亲一边用手
34 指“启动”孩子的情感系统，一边还与更广泛的群体保持社会联系。

我们现在知道，人类也有同样的神经纤维，像露西的三胞胎那样的幼小婴儿也不例外。拥抱、亲吻和抚摸是露西的母性本能，这有助于促进婴儿的大脑释放强效的化学物质。新生儿重症监护室的研究表明，那些被触摸和抚摸的婴儿，在安全连接生命支持机时需要的止痛药更少。露西用自己的双手为她的孩子提供了天然的海洛因、快乐和爱。通过她的触摸。

但这又如何解释露西的哄睡和摇篮曲？邓巴意识到，随着家庭和社群的人数增加，没有足够的手为每个人梳理。然而，保持社会联系仍然很重要。孤独是一种致死率可能不亚于吸烟和肥胖的癌症。当没有触摸或缺少触摸的时候，该如何避免孤独？在奇基塔所属的更大的社群中，是否有进一步的经验可以帮助“地球”这块蓝色大理石上的所有人类社群？

梳理需要时间，而一天中的时间只有那么多。因此进化有两种可能性：要么产生更小的群体规模，要么提升比“一对一梳理”更多变的能力。罗宾·邓巴睁大了眼睛，然后阐述了自己的理论，即更大的群体如何保持联系。“答案一定是语言。

嘴巴的‘梳理’替代了双手的触摸，语言替代了手指。”

邓巴认为，人类语言的进化使得群体规模不断扩大，但梳 35
理的好处仍然存在。闲聊、八卦甚至宴饮、仪式和喜剧都将逐渐取代我们的双手曾经扮演的角色。随着时间的推移，迷幻剂和酒精等改变大脑的化学物质弥补了声音的功能，从而复制触摸对大脑化学物质的影响。

令人惊讶的是，在灵长类动物和人类的皮肤中发现的神经纤维，也存在于我们的耳朵之中。对于缓慢循环、节奏与母亲摇晃婴儿相当的低音调的声音，这些传感器有反应。婴儿的内耳能够感知露西的动作，这些动作和她的触摸一样会激发相同的感受器。摇篮曲的节奏，哄睡时的摇晃，轻微的抚摸——所有这些都让人回想起我们的猿类祖先利用梳毛捉虫。如果你需要挠很多的背，却又没有足够的手，那么你可以用音乐和舞蹈来代替。

也许这就是为什么我们会随着好听的音乐上下点头，为什么哼唱共鸣的祷文是一种极具感染力的传统。这也能解释为什么人类的耳后有一大块隆起的过度生长的骨头“乳突骨”，它非常适合反射低音调的声音，尽管它很容易感染和致病。也许这就是为什么在我婚礼那天，我没有在演讲时哭，没有在看到我的美丽妻子时哭，却在听到威尔士男声合唱团用低音调的、共鸣的、缓慢的节奏演唱《没有音乐我该怎么办》时哭了。

第三章　为什么你应该吃屎

37 我不记得我生命中最重要的日子，你也一样。有人说过，人生最重要的两天是你出生的那天和你明白自己为何出生的那天。当然，我们都已经出生了，但并非所有人都知道自己为何出生。虽然你在出生那天没有分到一块蛋糕，但你们中的许多人已经吃到了一口比蛋糕更好的东西——屎。祝你生日快乐。

当你从阴道出来的时候，你最有可能的姿势是枕前位，或者说得直白点，就是你的嘴巴对着妈妈的屁股。子宫收缩的强度就像是一只幼象站在你的脚上，在分娩过程中，直肠（位于子宫后面）内的粪便被挤出是完全正常的。结果，你对世界的第一句话就是满嘴的粪便。

虽然读起来不那么愉快，但这份礼物实际上是生命的馈赠。你的第一餐充满了生命，其中真菌的种类比夜空中的星星还要多。这也是健康的馈赠——相较于枕后位或剖宫产出生的
38 婴儿，脸对着妈妈屁股出生的婴儿患糖尿病、哮喘和湿疹的概

率更低。为了理解其中的原因，我们要回到澳大利亚，然后前往德国，参加世界上最大的啤酒节。但首先，让我们来看看早产几个月，仍在努力生存的三胞胎。

三胞胎是通过剖宫产出生的，所以他们在零岁生日时没有得到粪便作为礼物。他们在爸爸妈妈面前只出现了几秒钟，就被迅速送到洁白无菌的新生儿重症监护室。他们出生时只有 30 周大，肺部组织纤薄，而且体积太小，无法自主呼吸；他们的皮肤也太脆弱，无法保暖。于是乎，他们依赖塑料制成的人造袋鼠育儿袋——一个保育箱和一台生命支持机。

即使最干净的护士手上也有数以百万计的细菌，三胞胎的免疫系统很难应对这些细菌。乔是三个孩子中最小的一个，他挣扎得最厉害。他的体重只相当于一本袖珍词典，里面却没有什么关于希望的词，一天深夜，他的血氧水平低到了危险的程度。必须在他半透明的皮肤上刺一根干意大利面那么粗的塑料管，排出他肺部和胸腔之间泄漏的空气。几天后，塑料管附近的皮肤变红。皮肤流脓，疮口疼痛，已经感染了。乔看起来就像一只残破的小鸟，平躺在床上，一切需求都由机器来满足。

感染通过乔的血液传播，导致他的身体颤抖。每一次电 39
话铃响的时候，露西和欧文也会颤抖。他们害怕从医院传来的消息会是最坏的消息，他们担心自己必须吞下黑暗。但是，多亏了强效抗生素，乔挺了过来。毕竟，他的内心确实写满了希望。然而，他的皮肤感染刚刚消退，新的问题又出现了——他的下身发生了出血性腹泻。

检查结果显示，乔感染了另一种细菌，导致他的肠道内壁发炎和疼痛。这种细菌被称为“艰难拟梭菌”（Clostridium difficile，也被称为 C. diff），而导致感染的恰恰是刚刚救了他一命的强效抗生素。要理解现代医学如何治疗艰难拟梭菌，首先必须深入我们每个人体内的细菌生态系统。我们会发现生命在我们自己的胃里生长，会遇到世界上最古老的毛毛虫，最终会吃到屎。

随着电脑屏幕闪烁，我看到诺贝尔奖得主、医生巴里·马歇尔教授身后的墙上挂着的漂亮的土著艺术品。当我们视频通话的时候，他正待在西澳大利亚州内陆的占地 200 英亩的农场。他注定要成为一名专攻肠道的医生——他的母亲是护士，父亲在淘金小镇郊区的养鸡场里做技术员。养鸡场内的感染通常会导致鸡群爆发出血性腹泻，之后还会影响人类。

40 马歇尔告诉我，有一次他死马当活马医，用抗生素治疗了一名胃病晚期的俄罗斯老人。几周后，这个俄罗斯老人回到诊所，已经完全康复了。“他当初进入诊疗室的时候可以说是满地打滚！”马歇尔说，“抗生素本不应该起作用，但它们的确有效。”

20 世纪 90 年代，马歇尔的诊室挤满了溃疡患者。当时抗酸剂的使用非常普遍，以至于在遥远的伦敦，取自泰晤士河的水样中也含有高浓度的抗酸剂。尽管有这些治疗方法，许多溃疡还是会慢慢地侵蚀患者的胃壁。当时唯一的治疗方法就是切除肠道的病变部分。

马歇尔和他的病理科同事罗宾·沃伦检查这些手术标本是否发生癌变，他们不断地在胃黏膜深处看到奇怪的、扭曲的黑色影像。生命居然能存活在这样的酸性环境中，这太不可思议了。回想起那个被抗生素治愈的俄罗斯病人，马歇尔怀疑胃溃疡是由感染引发的。难道这些螺旋状的黑色的生命形式，是疾病的原因而不是疾病的结果？

马歇尔阅读了过去的一些关于猫、牛和狗的报告，它们的胃黏膜中也有类似的奇怪发现。这些发现一直被人类医生所忽视，其意义也不为人知。他把自己的想法告诉同事，同事们笑着把他赶出了房间。这个想法太奇怪了，真的。当时公认的说法是不良饮食和压力导致了溃疡，马歇尔对这个观点提出了质疑。他不能完全肯定，却也无法打消自己的怀疑。那是迷雾中 41
的幽灵。但很奇妙，不确定恰恰是推动医学和科学进步的最佳方式。每个答案都始于一个问题，每个问题都始于某个人承认“我不知道”。所以马歇尔恢复了他的直觉，把“我不知道”变成“现在我们知道了”。

马歇尔想出了一个巧妙的计划。他把胃镜探入另一个溃疡病人的胃里，从发炎的胃里取出一杯胃液（呕吐物）。马歇尔在实验室里培养这些胃液中的细菌，并记录哪种抗生素能够杀死它们，然后将自己的理论付诸实践。领导者必须清楚地了解存在的任何恐惧，只有这样才能打破恐惧。他在病人的呕吐物边徘徊，把这杯浑浊的浓汤灌进嘴里，闭着眼睛咽了下去。

“我的胃发出汩汩的声音，五天后，我开始在早晨醒来时感觉不舒服，然后我会跑到卫生间里呕吐。”他略显疯狂地轻笑着对我说。

这一次，马歇尔在自己身上重复了胃镜检查，他看到了发炎、红肿、受损的胃黏膜——与他的溃疡病人如出一辙。如果病因是呕吐物中的细菌，那么马歇尔服用抗生素就会有效。应该有效。可能有效，也可能无效。如果无效，或许他也需要动手术。

几周后，他自己造成的溃疡消失了。

如今，他的同事还会拿这件事打趣。不是因为他错了，而是因为他对了。简直太对了，所以斯德哥尔摩的卡罗林斯卡医学院在 2005 年将诺贝尔生理学或医学奖授予巴里·马歇尔和
42 罗宾·沃伦，表彰他们“发现幽门螺杆菌及其在胃炎和胃溃疡中所起的作用”。这种细菌与几十年前在猫、狗和牛身上发现的细菌相同。

马歇尔在讲述这个故事时说：“显然，如果你的想法太出格，你就会非常边缘化——而且我认为，天才、怪人和疯子之间的唯一区别就是怪人有钱。”

通话结束时，我向马歇尔询问了挂在他身后墙上的那件土著艺术品。

“哦，那不是艺术品。那是我的胃黏膜，它感染了幽门螺

杆菌，导致我得溃疡病。”

人类幽门螺杆菌的发现引发了溃疡病治疗的革命。如今，抗生素和新的抗酸药物一起成为主要的治疗手段。切除部分胃是 20 年前很常见的手术，但现在很少做了。如果说 19 世纪的典型疾病是结核病，那么 20 世纪的就是幽门螺杆菌。

幽门螺杆菌无处不在，它可能是世界上最成功的细菌。人们在公元 1000 年的一名南美妇女的干尸中发现了这种细菌，她怀中抱着两个孩子。5 000 年前，欧洲阿尔卑斯山上的一个男人被箭射中并被棍棒打死，之后冰川使他木乃伊化，他被称为“冰人”，在他的胃含物中也发现了幽门螺杆菌。研究人员利用遗传多样性数据进行模拟，结果表明该细菌大约是 5.8 万 43
年前从东非传播过来的。马歇尔甚至认为，查尔斯·达尔文在乘小猎犬号驶往加拉帕戈斯群岛之前反复呕吐，可能就是因为感染了幽门螺杆菌。

幽门螺杆菌之所以成功，可能是因为这种细菌给它的宿主带来了隐秘的好处。感染幽门螺杆菌的人患哮喘或过敏的概率几乎是普通人的一半。这种细菌能产生叶酸，对于农业革命时期只能靠有限饮食维持生活的人，叶酸是必需的维生素。

这种好处肯定不仅限于人类。距马歇尔获得诺贝尔奖还有几十年时，人们就已经知道其他动物的胃黏膜也会感染这种细菌。几乎所有的家猫都会感染幽门螺杆菌，这很可能就是“毛球症”的成因。数万年来，狮子身上一直携带着与人类相同的幽门螺杆菌，这就引出了一个问题：是人类从狮子身上感染了幽门螺杆菌，还是狮子从人类身上感染了幽门螺杆菌？是谁吃了谁？

由于未能将动物疾病和人类疾病联系起来，有效治疗溃疡病的方法迟迟没有问世，延宕了几十年。幽门螺杆菌的发现也开启了一场革命，让我们认识到生活在人体内的外来生命如何影响我们的健康。不过，趁着你还没有想到别人的呕吐物，让我们先去德国喝啤酒。然后，我们将见到世界上最古老的毛毛虫，奇怪的是，它的体内根本没有细菌[1]。

44 铜管乐队浑厚的乐声在我的骨髓里振动，金色的金属乐器在德国的阳光下闪闪发光。大号的酒杯里盛满了琥珀色的啤酒，酒杯碰撞使声音和酒水都溢了出来。但无人在意。液体飞溅，人群站立，双臂伸展，随歌起伏。今夜，音乐是人类灵魂的操作系统。啤酒就是燃料，向明天借来欢乐。帐篷的吊顶漆成了浅蓝色，上面有蓬松的白云，星星却挂在紧绷的绳子上，白昼与夜色交织在一起。透过帐篷的布帘门，我看到一个丰满的女人凌空挥舞着一柄长木槌，砸向一台老式的游乐场测力机。然后是铃声、奖品和灿烂的笑容。

我来到这个“600 万人口的村庄”——德国巴伐利亚州的

1 此处“细菌”原文是 bug。在英语中，bug 既可以表示“细菌”，也可以表示“虫子”。这里是双关。

首府慕尼黑。慕尼黑啤酒节是世界上最古老的啤酒节，1811 年首次在一座游乐场里举行；它当然是我这次旅行的一个重要动机，但我实际上是来看一样非常不同的东西，一样更加古老的东西。比慕尼黑啤酒节早 4 400 万年。

第二天，我的呼吸里还充满了啤酒的气味，就试着与清晨交朋友。我出发去看世界上最古老的毛毛虫，它被保存在巴伐利亚州动物标本收集研究所的波罗的海琥珀里，琥珀的颜色和啤酒是一样的。毛毛虫嵌在琥珀里，寂静无声，保持原样，安全稳妥。它只有一粒米那么长，4 400 万年前一直在树皮上爬行，与有袋类动物在澳大利亚的进化发生在同一时间。胶水般的树汁困住了它，它凝结在时间里，被完好地保存着，直到人类科学家发现了这枚时间胶囊。

我来到慕尼黑不只是为了惊叹这只毛毛虫的年龄，也是 45
因为好奇它所缺乏的东西。和大多数其他动物不一样，毛毛虫（包括那些 4 400 万岁的毛毛虫）的内脏不含任何细菌，只有它们刚刚吃过的东西。这需要一个解释。

通过喝病人的呕吐物，巴里·马歇尔教授展示了人体内不断冒泡的生命如何对人类的健康产生巨大的影响。幽门螺杆菌这样的细菌会导致疾病，但其他数以百万计的细菌并不会。相反，它们对健康至关重要。我们把这些内在的微生物乘客称为我们的“微生物组”，即生活在我们体内或体表的细菌、真菌、原生动物和病毒的遗传物质。

虽然某些刺激性化学品在广告中宣称能够“杀死 99% 的病菌”，但我们最近的邻居永远是微生物。我们的皮肤布满了微生物，我们的嘴巴是它们的家，我们的衣服也有一部分是由它们构成。它们是我们最小的敌人，也是我们最重要的盟友。皮肤上的细菌有助于将氨分解成汗液，释放出的化学物质有利于降低血压。口腔中的细菌会产生硝酸盐，可以预防口腔癌。农民患类风湿性关节炎的概率较低，因为他们的手上、食物里和生活中经常有细菌，所以他们的免疫系统会忙碌起来，远离疾病。我们的肠道内有 14 万种病毒，我们甚至还不知道它们有什么作用。

46 实际上，你身体的一半以上不是人类，你有 57% 的细胞是微生物，它们的排列方式就像天上的星座一样复杂。你的粪便不是排泄物的混合，而是具有某种复杂的层状结构。如果你将粪便放在盘子上，把它切成两半，那么它看起来就像是来自高级法式甜品店的世界上分层最复杂的蛋糕。当我们深入粪便的内部，这儿的细菌更加厌氧，它们觉得氧气是有毒的。你的粪便是存在于你的个体生命中的一个动态、复杂的生命形式，随着时间、环境和你的健康状况而变化。然而，直到现在科学家才开始问：如果我们改变自己的微生物组，会发生什么？

虽然我们的肠道是 90% 的人类微生物组的家园，但任何空气能接触到的地方都有生命存在。我们的眼睛、耳朵、鼻子、嘴巴、阴道、肛门、泌尿道、腋窝、腹股沟之上，我们的脚趾间和肚脐眼里，都生活着微生物朋友。这些病菌的基因数量是人类基因组的 200 倍。如果将微生物组移走，它们的重量相当于 20 个蓝莓松饼。每个人的细菌组合都是独一无二的，就像每个人的指纹。

微生物组似乎无处不在。人类和其他大多数物种都依赖这些数以亿计的微小生物，从而消化食物、提取矿物质甚至产生维生素。有些微生物有更加疯狂的用途。短尾乌贼的双目之间藏着一种发光细菌。这些细菌会发出诡异的绿光，它们就像 47
头灯，大概可以帮助短尾乌贼搜寻食物。它们发出的光还可以作为内部时钟，就像嵌在乌贼头部的闹钟，决定了它的睡眠周期。

然而，毛毛虫的内部生命是完全不同的。相较于其他动物，毛毛虫体内的微生物只有不到五万分之一。

“就微生物数量而言，如果说人类的肠道像热带雨林，那么毛毛虫的肠道就像沙漠。”研究毛毛虫粪便的世界级专家说道。他所专注的着实是个冷门领域。

为什么会这样？我们已经看到了微生物组对健康的重要性，那么毛毛虫为何要抛弃它们体内的最佳伙伴？

对毛毛虫来说，拥有常驻的微生物组代价高昂。细菌会和宿主争夺营养，也会伤害免疫系统——就像溃疡病的例子所展示的那样。毛毛虫通过吃大量的植物来维持它们的食草生活方式，可能根本不需要什么微生物的帮助。此外，毛毛虫的肠道短而简单，不适合数百万不同种类的细菌安家——结构简单意味着可供细菌专门利用的生态位和空隙极少。

把这只 4 400 万年前的毛毛虫的经验应用到人类身上，我们可以看到，当现代医学介入的时候，我们的微生物组也有代价。为小婴儿乔治疗感染的抗生素起了作用，但也产生了别的后果。抗生素杀死了导致皮肤发红的细菌，也破坏了肠道微生物组的微妙平衡。包括艰难拟梭菌在内的一些细菌
48 占据主导地位，在乔的肠壁引发了第二次危及生命的感染。

我们应该如何恢复这种细菌的平衡？毛毛虫每次进食的时候都会更新它的微生物组，但对于乔来说，事情并没有那么简单，不是吗？是否还有其他动物在生病时重置自己的微生物组？它们能给乔这样的人类提供新的治疗方法吗？我们需要一种动物进一步帮助我们解开这个谜团。让我们回到西澳大利亚州，看看这里的可爱的考拉为什么要吃屎。

从巴里·马歇尔的澳大利亚农场出发，开车仅 30 分钟就到了扬切普的家庭公园保护区。这里最初被澳大利亚原住民努雅尔人当作狩猎场，如今只有前来游玩的孩子在这里追逐冰淇淋，他们疲惫的父母则在这里寻找馥芮白[1]。我们一家人沿着一条酥油饼色的沙土飞扬的道路，去看澳大利亚最受欢迎的可爱玩具，考拉。虽然考拉遍布整个大陆，但直到 1938 年扬切普引入了一群考拉，考拉这种动物才首次出现在西澳大利亚

1 馥芮白，俗称“小白咖啡”，一种以意式浓缩为基底搭配微发奶泡的咖啡饮品，主要流行于澳大利亚和新西兰。

州。暴发衣原体感染的那几年非常艰难，但在那之后游客就可以定期在公园周围的木板路上围观这八只考拉。我们此刻就是游客。

脚下的木板发出嘎吱嘎吱的响声，我们靠近一群挤在一起的人，他们都指着同一个方向。衣服被汗水浸透的我们，带着正在长牙的小女儿开车赶到这里，希望能见到她最喜欢的动
物。最终，在人们手指的方向的尽头，出现了我们想看的毛茸 49
茸的、呆滞的卡通脸。

“看哪，艾薇！”我大声喊道，“是考拉！”

“……”

没有反应。

毛毛虫的肠道之中没有细菌，人类的肠道过于拥挤，考拉的介于这两者之间。一只 5 千克重的成年考拉每天要吃掉 0.5 千克的桉树叶。世界上有 800 种桉树，考拉吃的是其中一种。这种植物高纤维、低蛋白，其毒素类型在整个澳大利亚因地而异。考拉体内的细菌可以中和地域性毒素，多亏了这些微生物组，它们才能存活下来。

我们沿着木板路转圈，而刚学会走路的女儿，她的反应最开始就像是百无聊赖地散步。然后她发出一声尖叫，涨得通红的脸蛋意味着一件事：是时候用食物哄她了。那时她已经断奶，开始吃固体食物。我们花几个小时混合的有机水果和蔬菜，都被她吐在地板上了。这些食物寄托着养育第一个孩子的美好愿望，几年之后，它们就被儿童餐和土豆华夫饼替代了。

我们所观察的考拉，它的断奶经历也是有机的，却非常不同。

小考拉在妈妈的育儿袋里生活六个月，喝妈妈的奶水，发育自己的眼睛、耳朵和皮毛。它在六个月大时开始断奶，但缺少有机混合的水果。相反，它用鼻子蹭妈妈的屁股，会刺激妈妈排出液态的粪便，这种粪便被恰当地称为“流粪”[1]。这种粥
50 状的浆液含有独特的细菌，可以分解只存在于当地桉树树种中的毒素。考拉为其幼崽实施了“粪菌移植手术”，这是现成的微生物组，它完美平衡，足以帮助小考拉生存。

当考拉第一次被引进到扬切普的时候，它们的微生物组并不是按照当地的桉树树种设计的。饲养员记得考拉是如何断奶的，他们想出了一个巧妙的计划，让新来的考拉适应西澳大利亚州的桉树。他们收集了生活在澳大利亚其他地区类似的桉树树种附近的考拉的粪便，把粪便包装在耐酸胶囊中，喂给新引进的考拉。果然，考拉体内的微生物组发生了变化，使它们能够安全地消化当地的桉树树叶。饲养员关于“吃屎”的知识使他们成为粪菌移植手术的先驱，几十年后，这种手术将用于人类。

在本章的开头，我将你人生的第一餐描述为“你出生后不久母亲给你的生命馈赠”。现在已经有临床试验表明，肠道内的微生物组会对健康产生根本性的影响。这在医学上是一个现代

1 原文是“pap”，这个词也有“流食”的意思。

的概念，但对于考拉来说，它们在 4 000 万年前就已经知道了。

剖宫产保证了露西的三胞胎的安全，也使他们处于危险之中。失去了露西自身的微生物组提供的生命礼物，最小的婴儿乔一直在与严重的肠道感染斗争。一种名为艰难拟梭菌的微生 51
物占据优势，导致了危及生命的出血性腹泻。直到几年前，这种情况只有一种治疗方法——使用更多的抗生素。

但是，毛毛虫和考拉已经教会了我们如何平衡肠道中的细菌。毛毛虫展示了微生物组如何根据环境的不同而进行改变和适应。它们完全接受所吃食物的微生物模式。考拉的例子向我们说明，更复杂的动物也可以做到这一点，并且这样的改变能够给健康带来真正的益处。我们现在知道，微生物组是一种动态的、可变的内在生命形式。诺贝尔奖得主巴里 · 马歇尔证明了我们可以通过改变体内的细菌来辅助治疗疾病。他的农场附近的澳大利亚考拉也做到了这一点，方法是引进一种新的微生物。

乔的医生越来越担心感染会恶化。他们需要求助于人类身为动物的历史，尽管他们并不知道这一点。他们能改变乔的微生物组吗？这有可能做到吗？最后一次旅行会告诉我们答案，这次是去波士顿。

在马萨诸塞州萨默维尔舒适宜人的街道上，如果你发现自己手头拮据，你有多种选择。这座位于波士顿郊区的城市在许多方面都很超前。2020 年 7 月，它成为美国第一座在法律上承认多重伴侣关系的城市。部分是为了方便人们在新型冠状病毒

感染大流行期间探访病人，拥有多个“爱侣”的家庭如今享有和已婚夫妇类似的权利。萨默维尔还有一栋红砖大楼，就在一
52 家自助餐厅对面，里面存放着 25 000 坨冷冻大便。

在吃完波士顿著名的焗豆之后，你可以直接把来自你屁股的产物交给非营利公司“开放生物组”。你将一个装着粪便的塑料容器交给他们，他们会给你 60 美元。你的粪便会在搅拌机里捣碎，然后所有未消化的食物（毫无疑问是甜玉米）都会被金属筛子筛掉。糊状物在离心机中翻转，并加入防冻甘油。在液氮中快速冷却后，就得到了冷冻的粪便悬浮液，它可以储存两年，治疗艰难拟梭菌的效果和新鲜粪便一样。

一项研究表明，通过人类粪菌移植可以治疗艰难拟梭菌这样的感染；粪便银行正是这项研究的成果。英国伯明翰一家粪便银行的研究表明，粪菌移植比抗生素更有效，只需要少量的冷冻粪便，利用塑料管通过鼻子注射到胃里，就能达到 80% 的治愈率。

在 7 月的炎热阳光下，三胞胎第一次被接回家。沿着碎石路驶向他们的农场住宅，黄色的油菜花摇曳着，就像印着巴西国旗图案的地毯。在医院住了一个月之后，埃尔茜、格蕾丝和小弟弟乔回家了，露西和欧文把他们裹在毯子里抱进来。就在医生们等待冷冻的供体粪便时，抗生素终于治好了乔的艰难拟梭菌感染。

53 多年以后，乔成为兄弟姐妹中体型最大的一个。他非常喜欢《哈利·波特》，曾经在父母不知情的情况下给他的姐姐们

剪了特别短的发型。他会带着我的几个孩子在宜家商场里跑来跑去，拿着弓箭从行人头顶射过去。

露西一度很担心他们是否有能力照顾这么多孩子——他们甚至都抱不过来。她曾担心他们如何才能安然地度过这一切，但他们做到了。他们的动力是肾上腺素、爱和希望，还有双份浓缩咖啡。最初的日子很艰难，后来的日子更加艰难。他们哭过，也笑过。他们是否安然度过？并不是。但大部分伤口都已经愈合，纪念着他们的成就。生活再也不一样了。有些部分会更糟，但大部分会更好。更好的部分要归功于对微生物组的内在生命——生命中的生命——的了解，归功于从考拉传承到人类小宝宝的经验。

第四章　仰望星空

55 新的一天从早上 5 点开始，霓虹蓝色的晨光刚刚划过非洲广阔的丝绒黑色的天空。早餐是一杯很独特的黑咖啡，浓郁、苦涩、芳香。那些被磨碎用以唤醒我的豆子，并不是通过空运或者集装箱船运来的。相反，它们是用卡车运来的，走的是肯尼亚中部高地的红土和干裂的盐碱路。来自高原山涧的里亚拉河的水流为辛劳的工人洗净双手。

我来到位于肯尼亚腹地的 Empusel（字面意思是“尘土飞扬的盐碱之地”），这里通常被称为“安博塞利国家公园”。它是非洲人类历史的干燥的摇篮，仍然充斥着狩猎动物、马赛部落和游猎车辆。我是来度蜜月的，我满脑子都是爱，容不下任何死亡。然而十年后，在重症监护室里见到伊万，让我的记忆直接回到了这个尘土飞扬的地方。因为正是在肯尼亚，我获得了用于拯救他的知识。

这种知识不需要理解一台机器，一种药物，甚至一个人类。

我们的白色游猎车颠簸着向前行驶，它紧紧地抓住轨道的 56
拐角，就像喝醉的水手抓着船只。热浪中尘土飞扬，树木从刮花的车窗前飞过，盘曲的枝干支撑着平展的绿色树冠。天空异常广阔，从右到左，从前到后，覆盖整个非洲平原。司机踩了刹车，我们双臂绷紧，车外尘土扬起。

“嘘嘘嘘，看！看那里！”

它就站在那里。火柴棍般的后腿支撑着健硕、圆润的臀部，屁股上的花纹沿着细长的尾巴逐渐消失，变成了柔软的黑色毛刷。皮肤上的花纹奇形怪状、密密麻麻，就像黄色的沙路上布满了棕褐色的蝴蝶。发达的肌肉下藏着一颗 25 磅重的心脏，每分钟泵送 60 升血液。挤压，收缩，扭转。随着血压升高，看不见的红色血液不断上涌，直冲云霄，到达 2 米开外的大脑。马赛长颈鹿转过身子，低头俯视。而我敬畏地抬头仰望。

700 万年前，欧亚大陆的林地上生活着所有长颈鹿最后的共同祖先，萨摩麟。这种生物酷似公牛，用 1 米长的脖子吃树叶和青草。它的颈部在自然选择的作用下不断变长，伴随着进一步的解剖适应和生理适应，形成了我们在现代长颈鹿身上看到的 2 米长的脖子。

鸟类、爬行动物和两栖动物的颈骨数量差别很大。凝视着
肯尼亚大裂谷的纳库鲁湖，你会看到一片宛如粉色棉花糖的景 57
象，那是 200 万只火烈鸟，每只火烈鸟都有 19 节颈骨。棕色羽毛的鸭子点缀在粉红色的“地毯”上，鸭子有 16 节颈骨，鹅有 17 到 23 节颈骨，天鹅有超过 24 节颈骨。除了树懒和海牛，所

有的哺乳动物都只有7节颈骨，无论脖子长短，就连长颈鹿也不例外。长脖子能吃到更多的树叶，这个道理非常简单，但这种极端的适应性给大脑、肺和结缔组织造成了巨大的负担。

探索自然机制的差异是很有趣的。但如果放在人类疾病的背景下思考，它们就可以为我们解决医疗问题提供新的方法。今天的我们如何理解人类大脑对创伤的反应，甚至如何拯救哮喘患者的生命，大部分都可以追溯到长颈鹿身体的运作方式。长颈鹿甚至可以向我们展示“智能设计”并不是那么聪明。

我们靠近村子里的干裂的泥墙。一个大约3岁的小男孩，怀里抱着一只脏兮兮的山羊。闷热的空气里传来一阵奇怪的杂音。

令人愉悦，充满激情，晦涩难懂。

背景音像风笛一样奏响，旋律优美的声音正在呼唤，人群也在回应。某处的火堆升腾起了烟雾。我仿佛置身于一个巨大的足球场，周围都是歌声、乐声、汗水和鼓声。数百年的音
58 乐理论在这里融为一体。马赛人用迎宾歌欢迎我来到他们的村庄，走进他们的生活。

马赛部落的酋长[1]站在人群的前面，鲜红色的袍子裹着他

1 原文如此，但这里可能是作者的误解。“酋长”（chief）通常是指一个部落的政治领袖，但马赛部落不存在这样的角色，这里实际上应该是马赛部落的laibon，其职能相当于预言家、巫医和仪式专家，是马赛部落的宗教领袖。他们具有崇高的地位，但没有政治权力，马赛部落的决策都是基于协商，尽管通常会向laibon寻求建议。另外，马赛部落以年龄组（age-sets）划分阶级，男性以大约15年为一个阶级，划分为受割礼的青年、初级战士、高级战士和长老（女性自动成为其丈夫的阶级）。参见https://www.bluegecko.org/kenya/tribes/maasai/agesets.htm。

瘦骨嶙峋的身体。成百上千颗小珠子串成彩色的链条，挂在耳朵和嘴巴上；岁月的痕迹在他皮革般的皮肤上刻下深深的皱纹，就像唱片上的凹槽。然后舞蹈开始了。

村里的战士围成一个小圈。一个年轻人移动到圆圈的中心，他的腿像长颈鹿一样纤细，瘦长且笔直。每一次他弯曲膝盖，就会比前一次飞得更高。他的脚趾刚触碰到众人的头皮，下一次起飞又开始了。当他飞到最高处的时候，歌声也随之变得高亢和响亮：

> 我是拿着细长矛的战士，
> 完全没有傲慢的心思，
> 我是被贫穷压住脖子的卑人，
> 牛群的数量还不到五十。

在 6 000 英里之外，在我的肯尼亚蜜月 10 年之后，我遇到了伊万,一个 19 岁的学生。相较于尘土飞扬的马赛部落，伊万成长的西方社会绝对是更加现代、更加先进的。但是，依然存在部落暴力。在 1 月的寒冷夜晚，伊万和朋友一起走在回家的路上，他即将遇到黎明前的至暗时刻。

5 个年轻男子走向伊万。他们的血管里和大脑中流淌着愤 59
怒、冲突和激进，首先是简短的言语交锋，然后是握紧的拳头。是战斗？还是逃跑？

“我不想打架。”这是伊万说的最后一句话。但那些人发起了攻击，将一个交通锥狠狠地砸向伊万的头部。拳打脚踢，鲜血直流。伊万坚硬的头骨撞上了更加坚硬的混凝土路缘。头骨破裂，大脑出血，颅内压升高。后来，警方在马路上、一所房子的窗户上和一辆停着的汽车上都发现了伊万的血迹——这些血迹延伸了大约 50 米。6 个月后，法庭上出现了一双被伊万的血染红的运动鞋，它被拙劣地藏在床下。正义终于得到伸张。

我见到了躺在病床上、失去知觉的伊万，几百年的医学理论和医疗方法都用在了他身上。医生希望他活下来，护士照顾他，家人为他祈祷。他们利用已经掌握的知识帮助拯救他的大脑——通过提高血压为大脑供应足够的血液，别让颅内的压力太高，别让血液中代谢的“废物”堆积，保持体内的气体浓度恰到好处。这些知识是一代又一代的科学家和医生传承下来的。然而，我透过那扇有划痕的游猎车窗户看到的长颈鹿，在 700 万年前就知道该怎么做。虽然它的大脑很健康，但仍然需要足够的血液和恰到好处的压力。它是否能教会我们如何更好地照顾伊万？

60 长脖子是长颈鹿最具标志性的特征，但它体内发生的事情更加引人注目。长颈鹿的大脑位于心脏上方 2 米高的地方，人类的大脑距心脏仅有 45 厘米，而这两种动物的每克大脑需要的血液量是相同的。把你的手指放在脖子的一侧，按压结实的波纹状的气管，你会感觉到颈动脉有规律地敲击你的指尖。这是从你的心脏泵出的血液。致密的肌肉收缩、扭转，将血液推向你身体的每一个部位。

如果我从牛皮鞘里抽出一把马赛人的短猎刀，在你的脖子上挥动一下，你的脑袋就会滚到地上。在它落地之前，被割断的脖子上会喷出将近 1 米高的血柱。在健康状况下，这种血流是足够的；但伊万脑部受损以后，多余的血液和头骨内的肿块导致颅内压不断升高。19 世纪的苏格兰科学家告诉我们，头盖骨就像一个坚硬的盒子。颅内不断积聚的压力会导致流入的血液不足。为了解决这个问题，我们可以用钻头切除头盖骨的一部分，也可以像长颈鹿那样更使劲地推动血液。伊万健康动脉中的血压为 100 毫米汞柱，不足以将血液推向每一个受损的脑细胞。长颈鹿的血压也不足以使血液到达大脑，那它们是如何生存的呢？

马赛长颈鹿缓慢地从低矮的灌木丛走到郁郁葱葱的绿地。脚先迈出去，腿跟着，然后是身体，就像 T 台走秀的模特。鸟群四散飞开，留下一大片羽毛。我开始想象这只动物的身体内有什么东西。

砰，砰，砰。 61

硕大的心肌在我的脑海中跳动。厚重、鲜红的肌肉，宽度是伊万心脏的 2 倍。如果人类的心脏有这么大，心脏很快就会衰竭，这个人将会死去。氧气无法穿过厚厚的心肌层从心脏外部进入内部，心脏病会随时发作。但长颈鹿的心脏一直很健康。相较于大多数其他的哺乳动物，它们不太可能患心脏病。为什么？怎么做到的？我们不知道。直到现在，我们还没有得出答案。

心脏需要像牛排一样厚，才能把深红色的血液推到这么高的地方。升高，再升高，升得更高。长颈鹿的血压是人类的 2 倍：200 毫米汞柱。在所有动物中，长颈鹿的血压是最高的。这种压力足以将血液推至大脑的最顶部——这正是伊万需要的。心脏病专家检查了它们的心脏，发现长颈鹿的心室非常厚，没有人类那种随年龄增长而出现的瘢痕化或纤维化。我们现在知道，这要归功于和纤维化有关的 5 个基因的突变，了解这一点可能非常有利于治疗人类的疾病。长颈鹿的心脏也有不同的连接方式，这使得它们的心室需要更长的时间才能填满，有利于排出更多的血液。

长颈鹿吃够了树上的叶子，又开始活动起来。河水就像银箔一样，只有在远处才看得见。它们迈开大步，目标明确，但并不匆忙。距地面将近 6 米的舌头往下伸，脖子缓慢地向地面倾斜，像一根如箭般笔直的高耸的鱼竿缓慢地向海面倾斜。当长颈鹿低头的时候，重力将身体高处的大量血液向下推往地
62 面。当大脑的高度低于身体时，颅内的压力变得非常大，就像伊万的情况那样。然而，长颈鹿的身体知道静脉血淤积太多不是一件好事。相反，长颈鹿的血管里排列着强大的单向瓣膜，防止血液俯冲至大脑。河水像秋雨一样凉爽。

当我遇到一名脑损伤的危重病人，我现在知道哪些治疗方法可能有效，这要归功于从长颈鹿身上学到的适应性。伊万毫无知觉地躺在那里，塑料管插进了他脖子上的静脉。这些塑料

管携带着强效的药物，使他的心脏更有力、更快速地收缩。在每次跳动的时候，他的心脏泵出的血量相当于一杯三份伏特加，而不是通常的两份伏特加。

使用了这些药物，伊万的血压会从100毫米汞柱升高到180毫米汞柱——几乎和长颈鹿的血压相同。更有力地泵入血液，可以抵消头部阻碍血液流动的力量。我们不仅要确保足够的血液流入，也要确保血液能够流出。歌手唱高音的时候颈静脉会隆起，但有可能会被衣服或医疗设备压平。由于缺少长颈鹿的那种瓣膜，当这些柔软、松弛的血管被阻塞的时候，血液无法从大脑流回心脏，这会进一步增加颅内的压力。我们解开伊万的衣服，推高他的血压，他的大脑有了反应，慢慢恢复了活力。但无论是对于伊万还是长颈鹿，危险并没有结束。

在非洲大草原上，凉爽的河水维持不了多久。灌木丛会生长到其他地方，尘土会到处飞扬。一场动物追逐动物的冲撞开始了。高大笨重的长颈鹿以惊人的速度移动。做到这一点并不 63
需要非常深刻的适应性。现在，相同的技术可以让战斗机飞行员突破音障而不晕倒。这是怎么做到的？

在接受医学培训期间，我加入了英国皇家空军，那仿佛是上辈子的事情。我曾以为自己注定要成为一名军医，去战斗，去保卫。年仅19岁的我在橡树林立的军事基地里，用墨水笔在厚厚的羊皮纸上签名，内心充满了对未来冒险的兴奋之情，这种感觉盖过了5年后我失去自主的失落。

当我开着一辆用军校津贴购买的闪亮的蓝色跑车驶向军事基地，开始接受军官培训的时候，这种被禁锢的感觉就来了。我的生命如今已经献给了另一项事业。我无法回头，哪怕我想过回头。我确实想过。

随着那个 19 岁的年轻人签下自己的名字，我就变了。那时我刚刚结婚。我的妻子是一名教师，她想知道我将会在哪里，她将会在哪里，生活将会发生怎样的变化。我从长官那里得到的唯一诚实的回答是“我们还不知道”，这可以理解。对一些人来说，这种不确定性令人激动。对我来说也是如此，但无法选择最终结果也让我感到恐惧。当我开着那辆蓝色跑车的时候，我一直想着我不能回头——只要我还想待在军队里。

然后我就掉头了。

我把车停在路边，给基地打电话说：“非常抱歉。我今天不去了，以后也不去了。对不起。”

64 还没有开始工作，我就离开了军队。对一些人来说，放弃是懦弱的举动。但对我来说，这是我做过的最勇敢的事情。

虽然我从未服现役，但我在军队中还是有一些真正的高光时刻。最高光的就是学习驾驶飞机。遗憾的是，临别前的最后一次飞行在我的嘴巴里留下了糟糕的滋味——呕吐物。在学习了起飞和降落的基本知识后，一个阳光明媚的早晨，我的海军战斗机飞行员教官“老鼠”（我希望这不是他的真名）决定把教科书上的课程放在一边。他想向我展示他的招牌杂技动作“老鼠滚”。这个动作包含了一连串急转弯，它们扭曲了我的内脏，就像有人往我的肚脐眼中插入了一台食物搅拌器。飞机最后的旋转施加了强大的重力，足以将我大脑中残存的血液驱赶到冒汗的脚心。由于大脑缺血，我体验到了隧道视野（也叫枪管视野）。

然后，我几乎吐满了整个驾驶舱，我捂住嘴巴，但张开的手指只会让呕吐物的分布更加灾难。

终于降落了，面色惨白的我接到别人递过来的一桶水和一支牙刷。不是让我刷牙，而是让我清洁飞机上所有微小的按钮和开关。

长颈鹿在尘土飞扬的地面上疾驰，鬣狗也加快了速度。它
们伸出舌头，弓着背。然而，当这只 5 米高的庞然大物达到时 65
速 60 千米时，鬣狗很难缩短距离。长颈鹿的长腿拥有巨大的力量，但要使血液流向移动速度比博尔特[1]还要快、高耸入云的大脑，也需要非常强大的适应性。如果血液随着重力流向长颈鹿的脚，那么它的心脏就会空空如也，没有血液可以泵向肺部从而吸收氧气，也就没有含氧血液供给大脑。这只动物会像年轻时的我那样出现隧道视野，感到恶心，呕吐，然后昏倒。它可能会死。那么，鬣狗将吃到午餐、晚餐和第二天的早餐。但是它们吃不到。长颈鹿继续奔跑，继续超越，继续逃脱，继

1 尤塞恩·博尔特，牙买加男子短跑运动员，男子 100 米短跑世界纪录的保持者，其成绩是 9.58 秒，相当于时速 38 千米。

续生活。怎么做到的？

2017 年，骨外科教授艾伦·哈根斯获得了美国航空航天局（NASA）授予的最高荣誉——杰出公共服务奖章。他之所以能获得这枚奖章，源于 1985 年的一次非洲之旅，当时他注意到小长颈鹿在出生后一个小时就可以走路了。进一步的研究表明，这是因为小长颈鹿腿部的血管迅速变粗。这不仅有利于身体稳定，还能避免在腿部轻微受伤时由于血压高而大量出血。长颈鹿腿部皮肤的深处有着紧密包裹的纤维，它们像压迫带一样挤压血管，阻止它们流血。后来，这个想法帮助宇航员在太空旅行中生存下来。

这些位于长颈鹿皮肤深处的适应性也解释了为什么它们在
66 高速奔跑时不会晕倒。许多动物身体各部位的皮肤厚度是不一样的。在昂贵的团建活动中，首席执行官们之所以能走过炽热的火炭[1]，不是因为他们擅长正念，而是因为他们脚后跟的皮肤厚达 2 厘米。如果把这些火炭放在 0.05 毫米厚的宛如薄纸的眼睑上，酒吧里的掌声就没有那么多了。

长颈鹿的腿和脖子周围有非常厚的皮肤，胶原纤维厚实、有弹性。这层紧致的皮肤就像在经过整个冬天的进食之后、紧紧贴住你身体的每一处褶皱的潜水服。当被鬣狗追逐的时候，

1 “赤脚走火炭”是近年来非常流行的一种团建活动，其目的是增强企业精神和促进团队凝聚力，强调“思想重于身体”。不过，最近几年经常有员工在此类活动中受伤的报道。

长颈鹿的血液涌向脚底，皮肤会与血液对抗，在每一次奔跑中及时将血液挤压至心脏。奔跑的速度越快，挤压的力度就越大，这是一个非常高效的反馈循环。

艾伦·哈根斯和他在 NASA 的同事意识到了这种超弹性皮肤在“重力服”方面的潜力，这种服装可以帮助战斗机飞行员和宇航员在对抗极端重力时保持血液循环。如果允许我和“老鼠”一起乘坐他的海军 F-35 战斗机重返天空，我们的飞行速度将达到每小时 2 000 千米，是声速的 1.6 倍。我的身体被扭曲的力度将是地球重力的 7 倍，相当于阿波罗 16 号在登陆月球后再次进入大气层。如果没有从马赛长颈鹿身上学到的经验，我不仅会生病，还会死掉。我的大脑会供血不足，我会陷入“G 力昏迷”[1]，然后很快就会失去知觉。

为了避免这种情况，如今的飞行员穿上了强力的充气裤子，它可以挤压腿部的血管，阻止血液涌向脚底，从而保持大 67
脑供氧，保护他们的生命。即使没有鬣狗的追逐，战斗机飞行员和宇航员也可以在非洲平原上空飞行，这要归功于在尘土飞扬的永恒草原上发现的太空医学技术。

鬣狗畏缩不前，围着一棵断树来回踱步，就像公园长椅旁的闹事者。它们凝视着地平线，偶尔瞥一眼空旷的地面。长

1 G 力昏迷（G-Lock）是航空生理学专有名词，指人体因承受过大或长期的重力，流入脑部的血液减少，最终因脑部缺氧而导致昏厥。“G 力”是“重力”（gravitational force）的简称。

颈鹿安全地停在远处，但它们只是勉强逃脱而已。鬣狗虽被甩开，但也仅差分毫。长颈鹿放缓了速度，不是因为腿累了，也不是因为没有力气，而是因为一阵旋风。这股“旋风”并没有盘旋在大地上的尘土中，而是发生在长颈鹿的气管里。

伊万的呼吸系统也面临着同样的问题。他安静地躺在重症监护室的病床上，现在他肺部的问题和他的脑损伤一样令人担忧。医生正在努力地向他体内注入足够的气息，从而保持二氧化碳水平的稳定。

要理解我们如何帮助伊万，需要深入研究长颈鹿如何通过如此细长的脖子呼吸。而要理解这一点，我们必须回到 20 世纪 40 年代，坐在二战战场上的一辆英国巡航坦克里。在那里，我们将遇到一位了不起的人物，菲利普·休-琼斯医生。在二战后的英国，他将成为顶尖的胸科医生和最重要的临床科学家之一。他对动物也很痴迷。

68 他的儿子、人类学家斯蒂芬·休-琼斯坐在威尔士的乡村小屋里，一边喝着英式早茶，一边对我说：“我父亲喜欢带医学生去伦敦动物园教学查房。”

我后来在一篇关于他父亲的访谈中读到：“学生们受益匪浅。当然我指的是那些聪明的学生，愚笨的学生只把这当成在动物园里玩一天。很少有人能有机会看到大象或老虎的眼底。”

最开始，斯蒂芬的父亲想研究动物学。然而，二战期间他在剑桥大学学习了医学，之后被派去研究坦克烟气对士兵身体的影响。这激发了他对胸科医学的最初兴趣，并促使他搬到我的家乡——威尔士卡迪夫。一些人担心，从满是沙砾的威尔士山谷中涌出的被称为“黑金”的煤炭会影响矿工的肺。休-琼斯医生最终证明了这一点，他将这种疾病称为“尘肺病”或“煤肺病”。

在进行突破性研究的间隙，他的日常生活是在一个充满艺术和音乐的家里度过的，那里有蟒蛇以及罕见蝴蝶的繁殖实验，摆了许多来自遥远地方的奇怪古董。他们养的宠物不是猫或者金鱼，而是树懒“索菲”和灰背树猴“塔彭丝”，后者最喜欢在浴室撒尿。

当我喝完茶以后，斯蒂芬给我倒了些葡萄酒。他回忆起他在牙买加度过的童年——在那里，他的父亲率先将糖尿病分为
1 型和 2 型。然而，在这些世界领先的突破以外，他对儿子的 69
教育很接地气。

“我在牙买加就读的学校教我性、诅咒以及往大河里扔石头。”他带着怀旧的微笑说。

然而，当斯蒂芬回到英国入读寄宿学校后，这些课程帮助他在标枪比赛中取得了不起的成绩，让他对人类学拥有毕生热情。

“作为一名人类学家，我现在是以专业人士的身份来研究性和诅咒！”

在另一次海外研究之旅中，休-琼斯医生取得了一项突破，现在我们可以用这项突破治疗伊万的气喘肺。他在亚马孙河上游偏远的马库部落度过了一段时间，目睹了原住民用带有

毒头的飞镖捕获猎物的过程：他们通过一根笔直的棕榈树干制成的中空的吹管，用一股急促的气息将飞镖吹射出去。部落中越高的人，他们的吹管就越长。吹管越长，致命的飞镖就飞得越远。但吹管的长度是有限制的，这意味着毒镖的飞行距离也有限制——如果吹管太长，毒镖就很难从末端飞出来，就像斯蒂芬家的酒瓶里的最后几滴酒一样。部落中的长者解释说，当吹管中的“气息”超过吹者嘴巴里的“呼吸”时，吹管就过长了。吹吹管的人越高，“呼吸”就越多。

这个古老部落的描述与后来休-琼斯医生在其职业生涯中描述的研究结果完全吻合——肺容量与身高直接相关。然而，
70 多年后休-琼斯医生偶然遇到了一只长颈鹿，他才明白为什么吹管的长度会受这些因素的限制。

有一次，在著名的伦敦动物园教学查房期间，一只长颈鹿因脚部受伤接受紧急手术后不幸死亡。在尸检中，休-琼斯医生测量了长颈鹿的气管，长达 1.7 米。回想起吹管的极限长度，他不禁疑惑：长颈鹿拥有如此长的气管，为什么还能活下来？部落长者的解释是否也适用于活的动物？在进一步测量后，他找到了答案。经过数百万年的自然选择，长颈鹿的气管变得比任何同类物种都要狭窄，从而减少了内部的容积或“死腔”。不同于亚马孙原住民的吹管，长颈鹿的气管超过了物理学限定的长度。

测量结束后，休-琼斯医生发现了一根 4 米长的绳状结

构。一端连接着长颈鹿的大脑，然后穿过长长的脖子向下延伸 2 米，绕过一根粗大的血管，最后折返 2 米回到喉部。理查德·道金斯在 2009 年第四台播出的《解剖巨型动物》节目中展示了这一组织，它就是喉返神经，负责协调哺乳动物声带的运动。由于早期胚胎发育的某种偶然性，这条神经在胎儿发育过程中绕过一个小拱形组织到达喉部。这个小拱形组织很快就 71
会膨胀成人体最大的血管——主动脉弓。对人类而言，在成年之后，神经的迂回路径几乎不引人注意，只增加了 1 厘米的路程。但对于长颈鹿来说，神经在整个颈部被向上拉长到 2 米，但由于缠结又从相反的方向向下俯冲 2 米。只有非常宽宏大度的人才会把这称为“智能设计”[1]。这就好比我为了修剪门前的草坪，用电线绕着整栋房子缠了两圈。

但休-琼斯医生的工作还没有结束。他用柔软的管子连接长颈鹿和骆驼的鼻孔，每次用手小心地关闭一侧，从而描述了它们的呼吸如何通过这些狭窄的管子流动。

长颈鹿用很深很慢的呼吸来应对极长极窄的气管中的死腔。当呼吸平静时，气管中的气流是平稳的，就像半开着的水龙头。可是当呼吸变快时，由于直径狭窄，气流变得粗重而紊乱，就像正在给浴缸注水的完全打开的水龙头。当这股湍流开始的时候，长颈鹿不得不停止全速逃离鬣狗。

1 智能设计是相对于“进化论”的一种假设，其支持者认为，某种智慧的存在（比如神）设计了宇宙、自然和生物的部分特征，这本质上是“创造论”的一种形式。主流科学界已经将这种理论视为伪科学。

休–琼斯医生将长颈鹿的气管伸向天空的 40 年后，今天，
伊万的气喘救治受益于这一知识。回到重症监护室后，我们首
先取下了连接伊万肺部和生命支持机的塑料片。它们是可拆卸
72 的“死腔”，不利于气体交换，降低了每次呼吸的效率。就像
长颈鹿那样，我们增加了伊万每次呼吸的流量，减少了伊万每
分钟呼吸的次数。他现在像长颈鹿一样呼吸，缓慢而深重，使
他能够不断逃离他自己的“捕食者”。数日前的袭击仍在折磨
他的大脑。

第五章　你脚下的答案

我讨厌坐飞机，但热爱旅行。我欣然接受了这种牺牲，把 73
令人头痛的英国10月的灰色天空换成了巴厘岛馥郁的落日。我受邀去参加东南亚最盛大的文字和思想活动，乌布作家与读者节，谈论我正在写的这本书。那一年的主题是“业”[1]。我只花了6秒钟就写好了回复邀请所需的三个字：“我会去！”有些决定很容易。然而，在16个小时的飞行中，我面临一个更加艰难的决定，一个将改变我余生的决定。

“先生，您要鸡肉还是素餐？”乘务员问。

一阵尴尬的沉默。我感觉自己仿佛等了一个世纪才回答这个问题。我确实迟疑了很长时间。

飞越赤道会颠覆你的生活。透过飞机的窗户，我俯视着
月光映照大地的景象。月光和我在家乡看到的一样，但也有所 74

1　业（karma），佛教术语，又称业力、业报，可以理解为因果报应。

不同。弯弯的月亮像一个灿烂的笑容，左凹右凸，而不是像我家乡的月亮那样上凹下凸。波斯湾上点缀着成排的石油钻井平台，犹如海上的教堂，崇拜着那黑色的石油魔法。

时间、缓慢、流逝。飞机上的一切都是时钟——快进的电影，号哭的孩子，越来越深的眼袋。

“不好意思，先生，要鸡肉还是素餐？”

我的思绪不受控制地跳到了 20 年前我在医学院写的一篇论文：《素食活体解剖者——素食者能在动物身上做实验吗？》回到家后，我翻出了泛黄的论文，最后一段写道：“我真的相信，素食主义是大多数人类的道德要求。这一点可以通过逻辑推理来论证——只有在没有其他选择的情况下，并且是为了保护人类的生命，食用动物才具有正当性。得出这些结论后，我必须要么接受素食的生活方式，要么接受道德上的虚伪。尽管味觉上有些不情愿，但恐怕素食主义最终会成为我选择的道路。”

20 年来，我一直是道德上的伪君子。乘务员还在那里，很不开心。

“鸡肉？”她坚定地建议道。

飞越半个地球，吃了动物的肉，然后去讲述动物的神奇，这似乎很奇怪。为了什么呢？为了一饱口福吗？

“素餐，谢谢。”

只是晚了 20 年。

75 然后就到了早晨。天空非常明亮，几乎透明。我眯着眼睛，从机翼上方的窗户往外看。我们正俯向波涛起伏的海面。摘下耳机，拿起护照，已经刷了牙，但我的口腔仍然有气味。这一次不是因为牙缝里塞着鸡肉。

很快我就躺在旅馆的床上。我感觉自己像一只破碎的小鸟，但明天会更糟。第二天我将被一只动物恶毒地袭击。这不是“业”，但这只动物会教我们如何照顾伊万——他仍然躺在医院里，生命垂危。

年轻的伊万遭遇了街头殴打，他的大脑严重损伤，正在艰难求生。这时我们离开了他。长颈鹿向我们展示了如何更好地照顾伊万这样的哮喘患者，方法是通过生命支持机进行悠长、缓慢、深重的呼吸，这让他的求生变得轻松一些。几天后，另一种疾病找上门来。伊万患上了严重感染。

照顾危重病人通常需要将塑料管穿过血管，插入身体深处的空腔。我有时候感觉自己的工作就像是安装水管，只不过泄漏出来的是浓稠的红色生命液体。遗憾的是，血液也是其他生命形式生长的好地方。

尽管伊万平时是一个健康的青少年，但重病使他的免疫系统很容易受到侵入物的攻击。细菌有可能从他脆弱的肺部侵入，或者从我们插入的塑料管，或者从脑部手术后他头上的伤口侵入。微生物一旦从他的血液中汲取了营养，就会一次又一
次地繁殖。它们呈指数级复制，每一代都是上一代的 2 倍。仅 76
仅单个细菌就能在 8 小时内产生 150 万个新的表亲。在无限资

源的情况下，仅仅一周之后，细菌的数量就将超过宇宙中所有恒星的数量。

因此，也难怪伊万的身体艰难地与肆虐的感染斗争。他的体温骤然升高，就像廉价烟草一样熊熊燃烧，他的心跳开始加速，器官开始衰竭。尽管使用了最强效的抗生素，但他的感染持续恶化。现在，我们重点关注的不是他的大脑，而是他身体的其他部分。在一个难熬的月夜，我们赶到医院，告诉他的父母，伊万濒临死亡边缘。我们不知道还能做些什么。但一只小小的蚂蚁知道。

在巴厘岛的第一天，我从时差中迷迷糊糊地醒来，尝试着强迫自己适应新的时区。我喝了一小杯橙汁，然后去酒店的自助早餐区又喝了一杯，热浪将棉质的衬衫紧贴在我的背上。

乌布是巴厘岛的文化中心，是一座拥有 10 万人口的热情友好、充满活力、鲜花盛开的小镇。酒店外的街道上铺着鹅卵石，已被尘土染成褐色，摩托车像黄蜂一样飞驰而过。在鸟鸣、鸡叫和人声的背景下，摩托车的引擎发出“嗡嗡”的轰鸣声，这是现实生活的一场混乱的合唱。

77 长时间的飞行让我上了年纪的骨头酸痛不已，脊背弯得几乎要贴近地面。于是，当霓虹灯招牌指引我去一家传统的巴厘岛按摩馆，那感觉就像是业力指引我去的。很快，我就只穿了条平角短裤，垫着一条餐巾纸大小的毛巾，趴在一张摇晃的按摩床上。我睁开一只眼睛瞥了一眼我的按摩师，他体格健壮，面带微笑，正准备开始工作，涂满按摩油的双手揉搓着。

“马特先生，你喜欢什么力度？轻一点还是重一点？”

答案只会有一个。“重一点。”我坚定地说。

或许是因为我的威尔士口音，他一定以为我实际上说的是：“就像一头肥胖的大象穿着细高跟鞋站在我背上那样按。”因为在接下来的 20 分钟里，我一直强忍着不要尖叫或哭出来。

这不是我第一次接受男人的专业按摩。几年前在印度，一个留着大胡子的家伙给我做了传统的阿育吠陀按摩——主要是把按摩油倒进我的屁股缝里，那是一次奇怪的经历，我可不想重温了。

虽然我对按摩师的生理性别并无不适，但我在飞机上的杂志中读到，令人震惊的是，当时在巴厘岛，同性恋是非法的，违者可能会被监禁。色情作品乃至在公共场合的挑逗行为亦遭禁绝。就在那时，我的非理性思维开始恶作剧。

每一次有力的按摩都会让我的骨头一阵剧痛，我越来越担心翻身。我越是集中精力避免勃起，就越是担心一旦勃起会发生什么。我想象着从巴厘岛监狱打电话给妻子的情景：“我不 78
是故意的，但我翻身时半勃起了。然后警察就来了。”

谢天谢地，趴了 20 分钟之后，一个精致的铃铛响了，表明按摩结束了——而且我没有被判监禁。我从床上爬起来，使劲咬着嘴唇，强忍着疼痛，脸上有血滴在毛巾上。我一边换衣服，一边赶紧把毛巾塞进包里。说实话，我感觉状态还不如进门之前。

“感觉怎么样，马特先生？”

“哦，好极了，谢谢！”

除了疼痛、偷毛巾和一直担心被监禁。

那天晚上，我尝试用另一种方法放松自己的身体。经过乌布周围的梯田时，我偶然发现了一家瑜伽工作室。它于2014年的“幸福日”[1]开业，由希拉·伯奇经营，她是加利福尼亚人，在环球旅行时，于1985年第一次来到乌布。这里的人、这里的环境和这里的宁静让她流连忘返。

当我走上这座开放式建筑的实木楼梯，在瑜伽露台上看到的景色令人惊叹。一望无际的稻田层层叠叠，就像绿色的婚礼蛋糕。那天晚上还有几名背包客和我一起练瑜伽，他们的汗水中散发着青春的气息。我们的教练看起来就像住在这里的猫咪
79 （名字叫Kucing[2]），身材匀称，笑容可掬，躺在地板上大劈叉时显得双腿更加修长。

“南无斯特[3]，欢迎。”她用知性的语气低声说道。

背包客们双手合十，一副胸有成竹的样子。我摸索着拿我的水瓶，水洒了一地。

---

1 国际幸福日，时间为每年的3月20日。

2 在马来语和印度尼西亚语中，Kucing就是“猫”的意思。

3 南无斯特（Namaste），印度人常用的问候语，梵语原义为“向你鞠躬致意”。使用这句问候语时，人们通常还会将双手合拢置于胸前，并微微点头。这一动作被称为“合十手印”，在不说话时也可以做此动作，表示相同的含义。

“首先我们要做一些介绍。”教练说。

“我希望你们都说一说自己的名字，以及你们今天晚上感觉如何。”

“我先来吧。我叫尼娜。今天晚上我感觉自己‘变了’，因为我来月经了。”

“我是诺亚，”长头发的英俊小伙子说，“我感觉很踏实。”

“塔巴莎。我觉得自己很卑微。”说话的这个人在我来的时候正在吃石榴。

我是最后一个。“我是马特。我觉得自己又老又僵。”

接下来发生的事情很难描述。这就像是一场猫咪柔身术比赛，而我是一只老海狗。我觉得自己的某些姿势做得很好，感觉很棒。我看着正对着我的那面超大的镜子，里面的我就像满头大汗的憨豆先生正在玩“扭扭乐”。[1]我的肢体几乎无法转动，做下犬式时看起来更像一头喝醉的驴子。然后我开始打嗝。

我感觉自己的灵魂不属于这具身体，这时我抬头看到了悄然而至的夕阳。阳光滴落在地平线上，瑜伽工作室前面的草坪被成千上万只萤火虫照亮。突然间，我有点爱上乌布了。一年 80

1 “扭扭乐”是一款需要运用肢体的团体游戏。游戏的场地是一块印有 6 排彩色圆点图案的垫子，圆点有 4 种不同的颜色，分别是红色、黄色、绿色和蓝色；另附轮盘，轮盘上有 4 个区块，分别对应左脚、右脚、左手和右手，区块内又各有不同颜色，一共分为 16 块。游戏的流程是转动指针，让参与的玩家将自己相应的四肢移动到垫子上对应的圆点。

后，使这些萤火虫发光的化学物质将被用来检测一种从未有人听说过的疾病——新型冠状病毒感染。

除了萤火虫，另一种动物也如期而至。我脚下的木地板覆盖着一摊汗珠，仿佛只有我的头顶飘过了一片雨云。巨大的木蚁排成完美的单列纵队，朝着“盐湖”走去。尼娜完成了最后一个姿势，她的脚像鹳一样高高地搭在另一条腿上，这时一只木蚁爬上了我的腿。它可能是被之前的按摩油吸引了，钻进了我的短裤里。当大家双手合十、嘴里说“南无斯特”的时候，我慌张地把手伸进裤子里摸索。

虽然这类蚂蚁带来些许困扰，但它们可以帮助我们治疗伊万的严重感染。它们一直在帮助我们找到新的抗生素，教会我们如何更好地使用已有的抗生素，甚至可以告诉我们如何保护其他人免受新型冠状病毒感染等大流行病的侵害。

忘掉核战争、陨石撞击或大流行病吧，抗微生物药物耐药性[1]才是我们这个时代最紧迫的全球威胁。它已经出现在我的医院，出现在你的医院，出现在每个人的医院里。这些不死不灭的细菌生活在无菌手术室的大门上，外科医生坐着查看电子邮件的马桶盖上，甚至是清洁手术刀的护士的皮肤上。

1 抗微生物药物耐药性，指微生物（如细菌、真菌、病毒和寄生虫）发生变化，对曾被用于治疗这些微生物引起的感染的抗微生物药物（如抗生素、抗真菌药、抗病毒药、抗疟疾药、驱肠虫药）产生耐药性。

如今，感染抵抗抗生素的速度已经超过了新合成药物的 81
研发速度。这不仅仅是理论上的问题。虽然伊万使用了我们拥有的最好的抗生素，但他的感染越来越严重，而我们也没有任何替代方案。但答案其实比我们想象的更近，就在我们眼皮底下——只要我们更加仔细地观察。

在你阅读这句话的时间里，有7亿只蚂蚁诞生。在人类到来之前，蚂蚁已经在地球上生活了1亿年。它们拥有和早期人类一样的复杂文明，有劳动分工和等级制度，甚至还有公共卫生系统。非洲的马塔贝勒蚁会在战斗结束后将受伤的同伴抬回蚁巢，为它们处理伤口。它们有一套分诊系统：垂死的蚂蚁不会得到治疗，但少了一两条腿的蚂蚁会得到治疗。除了人类，它们是已知的唯一会这样做的生物。

如果沿着“瑜伽蚁”离开我裤子的路线，我就会深入巴厘岛的稻田，找到它们的家。木蚁生活在庞大的蚁群中，部分超级蚁群拥有超过5亿只蚂蚁，有上千个相互连接的蚁巢。在瑞士汝拉山脉等地区的寒冷冬季，哪怕冰天雪地，它们也能生存下来。它们的地下家园靠腐烂植物产生的热量取暖，就像现代的生物质中央供暖系统。

但是，生活在狭窄的环境中，被腐烂的物质环绕，感染
很容易杀死蚂蚁——正如感染试图杀死伊万那样。蚂蚁是如何 82
在如此恶劣的环境中繁衍生息的呢？让我们透过小门窥视更大的地方，在那里我们将发现新药物，降低抗生素耐药性的新技

术，甚至是战胜大流行病的方法。你准备好像蚂蚁一样生活了吗？

像蚂蚁一样生活的第一课就是整理卧室。蚂蚁是聪明的清洁工，有专门的蚂蚁负责清除垃圾，确保带病的东西（如死蚂蚁）要么移出蚁巢，要么放入特殊的密封舱。类似于罗马人的洗浴，蚂蚁也有集体清洁的仪式，这有助于预防疾病。它们梳理自己和同伴，甚至向身上有感染迹象的个体喷洒酸液。蚂蚁会在晚餐前洗手——这一点和我的孩子不一样。如果人类早些发现这一点，就有可能拯救无数新妈妈的生命。

令人惊讶的是，洗手与疾病之间的联系很晚才被发现。直到 1846 年，匈牙利医生伊格纳兹·塞麦尔维斯才开始质疑，为什么相较于由助产士管理的病房，由医生管理的病房中死于“产褥热”的妇女多五倍。

大约在这个时候，塞麦尔维斯的病理科同事在解剖一名死于产褥热的年轻母亲时刺伤了自己的手指。不久，这位病理学
83 家也病死了。塞麦尔维斯发现这位病理学家的死因与他检查的那名妇女相同。由于只有医生才解剖尸体，塞麦尔维斯怀疑他们手上的死者碎片会在妇女分娩时进入她们体内。

他命令工作人员用一种溶液清洁双手和仪器，从而消除与感染组织接触后的异味。这种溶液恰巧就是氯水，它至今仍然是我们拥有的最有效的抗菌剂之一。氯水清洗不仅可以改善气味，还大大减少了死于分娩的母亲的数量。由医生管理的病房

中的死亡率急剧下降。塞麦尔维斯发现了洗手的方法，它至今仍是公共卫生领域最重要的工具之一。然而，蚂蚁洗手已经有数百万年的历史。

如今，医院里到处都是抗菌洗手凝胶，大多数角落都放着一瓶。我甚至在重症监护室里照顾过因为绝望喝了酒精洗手凝胶而病情危重的患者。一些现代化的医院还配备了机器人，它们利用强紫外线消毒病房。然而，即使是这些现代的、后新冠时代的规范，也可以追溯到我们的蚂蚁前辈。

蚂蚁在很久以前就超越了人类，开始使用紫外线。冬眠苏醒后的几个小时，蚂蚁就会在阳光充足的时候拥向蚁巢表面。它们在被腐烂植物捂热的狭窄环境中度过了漫长的冬季，现在它们利用强烈的太阳紫外线杀死身体表面的细菌。

木蚁还会从云杉树上收集树脂，并将树脂碎片放置在其 84
地下住所附近的战略要地，就像医院里的洗手凝胶一样。事实证明，这种树脂可以杀死病原体，包括耐甲氧西林金黄色葡萄球菌（MRSA），一种耐抗生素细菌。人类正在学习这些技术。长期以来，南美洲原住民一直用兵蚁的牙齿帮助缝合伤口，它们的抗生素特性使伤口免于感染。

关于针叶树树脂的治疗效果，最古老的记载源自古埃及，当时人们用树脂制成的肥皂治疗烧伤。最近，芬兰的医生在病人的伤口上测试了树脂，结果表明树脂具有抗菌、促进伤口愈合甚至皮肤再生的功效。

然后，蚂蚁将通常用于攻击掠食者的甲酸喷到树脂上，向空气中喷射一团由抗菌颗粒组成的气溶胶，使其均匀地散布到整个蚁巢。这种使用雾、烟和气溶胶的消毒技术，如今已用于飞机和手术室的表面清洁。

一些抗菌烟雾会落在蚁巢内的蚂蚁身上，这类似于我们在重大手术前用抗菌溶液清洗病人，从而减轻皮肤感染的影响。

但有时，紫外线和抗菌剂是不够的。虽然我们努力使伊
85 万体内的塑料管道保持清洁，并且为他的皮肤消毒，但他还是受到了严重的感染。虽然蚂蚁也采取了预防措施，但它们也会被感染。不过，对蚁群来说更重要的是，它们自己的食物来源会受到感染，因为蚂蚁的生存要归功于它们对蘑菇的热爱。

真菌园艺蚁拥有高超的园艺技能，更准确地说，是高超的真菌栽培技能。你可能见过这些蚂蚁扛着比自身重几百倍的草屑，穿过你的草坪走向它们的蚁巢。这些草屑被用来培育一种与口蘑同科的真菌。园艺蚁并不直接吃草，而是吃蘑菇。然而，在地下农场里，真菌与真菌之间的战争异常激烈。一种不同类的微型真菌不断地攻击园艺蚁的食物，这是一场生死之战。值得庆幸的是，园艺蚁在这场战争中有一位强大的盟友，那就是住在它们胸口，和它们有着特殊关系的朋友。

放线菌科的细菌被带到遥远的地方，通过生活在蚂蚁身体上获得保护。工蚁甚至会在蚁卵上涂抹这些细菌，使幼蚁从出生那天起就与细菌建立持续终生的关系。幼蚁成年之后，它们

会用来自胸前腺体的营养丰富的分泌物喂养这些细菌。细菌会制造强效的抗菌剂，杀死那些危害“菜园”的微型真菌，从而回报蚂蚁的特殊照顾。

研究人员正在从放线菌中发现大量新的抗生素化合物。对于耐药性极强的人类细菌（包括 MRSA 和真菌），这些新药也有效。在人类中，真菌感染虽然不如细菌感染那么常 86
见，却是接受癌症免疫治疗或器官移植的患者的首要死因。导致这些患者死亡的最常见的真菌之一是曲霉菌，多达 90% 的严重感染者会因此死亡。放线菌产生的许多药剂可能有助于我们治疗曲霉病。一种名为阿霉素的新药是非常有前景的特异性抗生素。除了对抗感染，研究这些化合物对于抗癌和开发免疫药物也非常重要。事实上，一些化疗药物最初正是作为抗真菌药物开发的，包括从复活节岛土壤的放线菌中发现的西罗莫司。现在，这种药物已经成为护理肾移植患者的支柱。

细菌制造抗生素这个事实其实并不令人惊讶。我开的许多药最初都是从土壤里发现的，归根到底是由微生物制造的。但令人震惊的是，蚂蚁抗生素在使用了一亿年后依然很有效。吃蚂蚁食物的微型真菌现在应该已经进化出了防御能力，但蚂蚁仍然能最大限度地控制感染。当人类医学界宣布一种新的抗生素药物时，在可预见的很短的时间内，就会发现第一种对该药物产生耐药性的细菌。那么，蚂蚁是如何保持这么高的有效性 87

水平的？我们能从中学到什么来提高人类医学？它如何帮助我们治疗伊万？

蚂蚁身上的细菌会使用一种重要的策略，即组合使用多种抗生素。它们把几种抗生素混合成一种神奇的药物，每种药物只使用很短的时间，然后就会更改配方，就像每年圣诞节都会推出一款与上一年略有不同的新品牌的名人香水。这些细菌还会通过基因混编与邻近的细菌共享对混合药物有益的新配方，整个过程是自然发生的。它们就像一个致命的魔方，只与其他细菌交换新的变种，从而增强对周围敌人的杀伤力，保持自身的领先地位。

最近的人体试验发现，混合使用抗生素可以避免出现抗生素耐药性。传统教条是让人们用完一个疗程的抗生素，但讽刺的是，这种方法助长了耐药性的产生。相反，采用短期、高效的疗程，轮换使用不同的抗生素，以及像蚂蚁一样混合使用抗生素，有助于我们保护子孙后代，使他们远离抗生素不再有效的世界。

因此，随着伊万的体温升高，我们把他的抗生素换成了一种新的抗生素，那是从蚂蚁身上的土壤细菌中发现的。我们还在他的特殊配方中添加了其他抗生素，这些抗生素会共同发挥作用，效果比单独使用加起来更好。我们在他的嘴巴里和伤
88 口上使用抗菌剂，就像蚂蚁在地下蚁巢中使用树脂。随着病情好转，我们停止使用抗生素，以免出现耐药性。我们模仿脚下的蚂蚁，希望伊万能像它们一样，坚强地扛起比自身更重的重

病，度过黑暗的时光，看到太阳再次升起。

我刚刚和伊万的父母谈过，想安排一个合适的时间见面，但一切都变了。

一切。

对我来说，对你来说，对每个人来说，一切都变了。

2020 年 3 月 10 日，周二，我打包了睡袋、睡垫、食物、牙膏和衣服，开车前往我工作的重症监护室，不确定什么时候能回家。我关掉平常的新闻广播电台，换成了更轻松的节目——《魔力轻音乐》。

前一天晚上，我给妻子发了一封电子邮件，标题是“万一我死了你应该知道的事情”，这让她很难过。除了电脑密码和重要文件的位置，我还写道：

“我的生活很美好，旅行，参加派对，有两个可爱的孩子，与朋友和家人共度时光，做了我从未想过的事情。我热爱我的工作，尽管它可能是艰苦的和危险的。触摸他人的生活是世界上最美好的感觉。”

我开始了我在重症监护室的标准的 13 小时轮班，但我甚 89
至不知道该去哪里。医院被翻了个底朝天。重症监护室的病床散落在本不该出现的地方。

那天，我护理了医院接收的第一个新型冠状病毒感染危重病人。在他的氧气骤降到足以致命的程度之前，我们匆忙给他戴上面罩，通过面罩上雾蒙蒙的塑料为他连接了生命支持机。一周后，这样的病人变成了 30 个，40 个，50 个。一年多的时间里，这样的病人从未间断。就在我写这些文字的时候，我们的重症监护室仍在收治新冠感染患者。

几天前，我的加拿大朋友发给我一张照片，展示了他所在医院的一个皂液器是如何从墙上被扯下来的。那天我的午餐是一块饼干。几个月来，我的妻子说我只是带着手机的一具躯壳。晚上，我试着给女儿们洗澡、铺床，但心不在焉。我在客房里睡了几个月，因为我总是被病毒包围着。

在疫情初期，我得到的最好的建议是，无论你有多忙，一定要坐下来，坐在餐桌前吃午餐——用刀叉认真吃午餐。像人类一样用餐，不要匆匆忙忙地吃三明治。这是很好的建议，但我无法照做。事情实在是太艰难了，也太多了。非常非常多。

在致命的病毒大流行期间，在重症监护室工作是什么感觉？毫不意外，很难找到合适的类比。最开始的几天，我感觉
90 有点像是第一次做父母，住在一居室的公寓里，你的孩子早产一个月，而且还是三胞胎。甚至在孩子出生之前，你就已经有为人父母的感觉，经历了几周的不眠之夜，你感到身心俱疲。你想粉刷儿童房，你想收拾行李，但这些美好的愿望只是一闪而过。你开始担心自己是否有能力照顾这么多孩子，也担心自己能否安然地度过这一切。即便你有足够的婴儿床和尿布，你的公寓也没有准备好合适的物质基础设施。

但我们还是挺了过来。我们的动力是肾上腺素、爱、协作和希望。最初的日子很艰难，后来的日子更加艰难。我哭过，但也大声笑过。我是否安然地度过？并不是。但大部分伤疤都

已经愈合，并且纪念着我们的成就。生活再也不一样了。有些部分会更糟，但希望大部分最终会更好。

那段时间，我把这本书的写作放在一边。我照顾病人，看他们活着，也看他们死去。我在电视和广播上讲话。我试图给公众带来希望，尽可能给出基于事实的答案，在我不知道的时候诚实地说“我不知道”。

我不再阅读关于动物的资料，不再阅读关于蚂蚁的资料。本章只写了一半，伊万命悬一线。一年后，大海变得平静，但酒馆仍未开门，我又开始了写作。我多么希望一年前我继续阅读了蚂蚁的故事，因为蚂蚁或许能拯救世界于水火之中，蚂蚁知道如何应对新型冠状病毒感染，它们一亿年前就知道了。几 91
年前，纳塔莉·斯特罗伊梅特博士试图告诉我们这一切。只是我们现在才开始倾听。

纳塔莉的童年并没有什么特别的。她的母亲是一名教师，父亲在一家银行工作。他们养了一只猫。纳塔莉 10 岁的时候，他们全家从比利时搬到了法国北部城市里尔附近的一个小村庄。10 年后，纳塔莉花了 1 个月的时间，在 5 000 只蚂蚁的背部粘上微小的二维码。通过这一行为，她可能在不知不觉间帮助世界避免了另一场致命的病毒大流行。

2021 年春天，我在视频会议中与她交谈，她选择撒满“糖粉”的瑞士山脉作为背景。核桃色的眼睛，红润的脸颊，棕色的马尾辫，她看起来纤弱、体贴，甚至有些害羞。但当她开始谈论她的蚂蚁时，一切都变了。她的手随着话题有目的地移动，她说话时充满了自信、洞察力和激情。

“蚂蚁已经教会了我们很多，”她带着一丝微笑说，“从自组织理论、群体智能、机器人技术，到如何更好地管理交通拥堵。现在，它们或许还能教我们如何应对大流行病。”

十几岁的时候，纳塔莉偶然读到了一本半虚构的关于蚂蚁帝国的法文小说，这激发了她对我们脚下世界的兴趣。她在大学学习了蚂蚁如何处理冲突，然后被蚂蚁带着参观了欧洲各地
92 的研究小组，从巴黎到哥本哈根再到洛桑。最终，她获得了一笔 150 万美元的研究经费，这让她在英国布里斯托尔建立了自己的蚂蚁行为实验室。

2018 年她在《科学》杂志上发表的论文《社会网络可塑性降低了真社会性昆虫的疾病传播》被评为当年发表的最佳研究之一。这篇论文讲述了当蚁群受到感染时，她用火柴末端的蓝丁胶精心标记的 5 000 只蚂蚁的行为会如何改变。如果政府的科学顾问在新型冠状病毒感染大流行之前就读过这篇论文，我可能就不需要向那么多家庭宣布坏消息，也不需要和那么多人握手了。

纳塔莉明确指出，我们不能也不应该从蚂蚁简单地推论到人类。数百万年来，蚂蚁一直在平衡它们所采取的措施带来的风险和收益。人类社会是不一样的。人类被强加了极端的社会隔离，没有足够的时间去适应，我们不能说对蚂蚁最好的措施就是对人类最好的措施，即便这种方法最有利于减少疾病。但

是，我们可以而且应该利用蚂蚁的经验教训，作为可能的和有效的提示。

蚂蚁之所以引人注目，未必是因为它们作为个体的特征。它们无法比拟肯尼亚的长颈鹿的高大，也无法比拟西澳大利亚 93
州的考拉的可爱。相反，蚂蚁之美体现在它们作为一个群体、一个社会、一个世界的行为方式。

和人类不同，蚂蚁通常不会死于疾病。它们死于严重的创伤（被踩踏）或灾难性的环境破坏（一个雨滴）。虽然抗菌剂和抗生素可以部分解释蚂蚁的抗感染能力，但纳塔莉认为，蚂蚁的行为一定也起着重要作用。她是对的。

我们现在知道，蚂蚁不仅擅长工作，也擅长选择互动的对象。只有特定的蚂蚁才会与蚁后等重要个体交往，从而减少感染传播的机会。蚂蚁保护易感染的个体。

为他人梳理有助于防止感染积累，但这种密切接触还有其他好处。它使未感染的个体接触低剂量的细菌，从而形成免疫反应。蚂蚁使用了一种类似于疫苗接种的方式。

低剂量细菌接触者甚至故意与其他个体产生联系，从而传播这种免疫力。这就好比接种过疫苗的人亲吻他人，有间接传递疫苗的功效。

尽管采取了这些措施，但如果流行病暴发，生活很快就会改变。蚂蚁在蚁群中的活动会受到严重限制，社会交往也会急剧减少。是的，蚂蚁也有社交距离。

对蚁群来说，最易感或最重要的个体之间的联系会大幅减少，比如蚁后在身体和社交方面几乎与世隔绝。

94 如果流行病暴发变得更加严重，蚁群中的幼蚁会被带离正常的养育环境，甚至会被杀害——因为它们无法迁徙，往往会成为疾病传播的主要途径。这并不是因为幼蚁本身感染疾病的风险更大，而是因为它们无法移动，因此仍然是整个蚁群的感染地。现代人类不会通过杀死儿童来减少疾病传播，但我们确实会让他们离开容易传播疾病的地方，比如学校和托儿所。尽管这些地方对儿童的直接风险更低，但我们仍然会这么做，以减缓疾病在更大范围内的传播。蚂蚁似乎也会关闭它们的学校。

因此，在大流行病中，蚂蚁保持社交距离。它们洗手，它们保护易感者，甚至形成限制交际的安全社交圈子。它们关闭学校，使用诱导免疫的技术。蚂蚁有一套我们刚刚才开发出来的公共卫生系统。

令人悲伤的是，蚂蚁在死亡时的行为，就像许多人在面对新型冠状病毒感染时被迫选择的那样。蚂蚁不仅在活着的时候利他，在死的时候也利他。垂死的蚂蚁会离开蚁巢，与世隔绝地死去，从而减少将疾病传播给近亲的风险。

遗憾的是，在过去的一年里，我握着许多病人的手，他们
95 都是在家人未能到场的情况下去世的。安全需要距离，但距离会加剧悲伤。我将永远记住那些母亲、父亲、儿子和女儿请求我播放的歌曲——因为他们爱的人在无人陪伴的情况下去世。

这是我永远不想再听的大流行播放列表。也许，只是也许，如果我们能看看蚂蚁前辈处理感染的一些方式，这个播放列表会短很多。

我们对陆地动物的探索始于“开始”之前，也就是出生之前。世界上第一例试管婴儿路易丝·布朗出生后，我们看到袋鼠如何帮助人类在体内孕育生命，然后在体外养育生命。露西的三胞胎早产儿躺在玻璃保育箱中，人类作为猿的历史用触摸帮助他们渡过难关。考拉帮助我们了解体内的微生物世界，现在我们知道，排出体外的东西和进入体内的东西一样重要。最后，我们遇到了伊万，他流着血倒在人行道上，强大的非洲长颈鹿的大脑和呼吸系统帮助他站了起来。正如我们需要从开头的地方开头，我们也需要在结尾的地方结尾。

伊万在重症监护室里住了几周，在他父母听了无数次坏消息后，伊万的挣扎终于结束了。他的大脑开始平静下来，感染减轻了。在威尔士，2 月的一个阳光明媚的早晨，伊万睁开眼
睛，开始了新的旅程。他的康复过程漫长而跌宕起伏。生活不 96
会再和以前一样了，就像新型冠状病毒感染之后，很多地方都不一样。有些部分会更糟，但大部分最终会更好。

远远地，我就看到伊万和他妈妈坐在公园的橄榄球场边，享受着夏日的阳光。我们终于又见面了。他剃了光头，有明显的伤疤，他穿着短裤和 T 恤，T 恤正面印着他最喜欢的威尔士乐队。他握手的感觉很好，很有力。我给他讲了长颈鹿和蚂蚁

的故事。他笑了，笑得很开心，他回忆起往事，并对那个在血淋淋的街道上为他提供急救的神秘人表示感谢。他向我展示了他的针织衫，那是他创办的一家公司制作的。正面写着威尔士语“Wyddfa”，这是威尔士最高峰的凯尔特语叫法。“Wyddfa”的意思是“坟墓”，据说巨人利塔被埋葬在英语中被称为“斯诺登山”的岩石悬崖中。[1]

伊万现在距离坟墓很遥远了。他说，很奇怪，生活变得比以往更清晰了。他可以看到更多原本就在那里的东西。一切都变得更有活力，更加美丽，即便是腐烂的东西。我想，离死亡这么近，你也会有这种感觉。

我说，一百辈子也看不完一英亩土地上的所有美景。他微笑着点点头，挥手把脸上的一只飞蚊赶到空中。

1 这里提到的威尔士最高峰就是斯诺登山，英语中被称为 Snowdon，威尔士语中被称为 Yr Wyddfa（威尔士语是凯尔特语族的一个分支）。巨人利塔是威尔士民间传说中的人物，后被亚瑟王杀死。

空　中

我们是风中飘零的花瓣，

是丝线牵引的傀儡，

逃不出万物变迁。

——菲尔·奥克斯

第六章　照亮黑暗

两个男人漂浮着驶向黑暗。亚麻茎制成的小船晃晃悠悠， 99
艰难地支撑着他们的重量。他们来自不同的地方、不同的文化、不同的世界。塔内·提诺劳是新西兰卡菲亚部落的毛利人酋长。他像一棵挺拔的大树，留着长长的黑胡须，深邃的眼睛洞悉一切。几年前，他发现了那个洞穴，狭小的入口被一窝野狗守卫着。弗雷德·梅斯紧挨着躺在他身边，手持一根蜡烛。他是一名英国测绘员，戴着圆框眼镜，蓄着浓密胡子，发际线后移，脸色苍白。这对出人意料的伙伴来自不同的世界，却同行在幽深的地下暗流中，驶向一处未被发现的洞穴。他们并不紧张，而是像 1888 年的业余探险者那样，在舒适和不安的边缘小心前进。

他们用一根由高大的本地贝壳杉制成的漂流桨向地下推进，进入一个相当于 6 层楼高的巨大洞穴。水滴从钟乳石上落下，发出回响。烛光摇曳，头顶和四周闪耀着无数的蓝色星光。但这些都不是真正的星星。

100 探险家在木筏上伸直身子，躺在上面望着发光的“天花板”。蜡烛被吹灭了。他们向上凝望，但一句话也没有说，好奇是什么让这个洞穴充满了生机和光明。霓虹蓝色的光芒在小船周围的暗流中闪烁。他们发现了位于新西兰北岛的怀托摩洞穴，其在毛利语中的意思是“水潭”。

100 多年后，我来到怀托摩。我乘坐更结实的小船，带着有关洞穴发光的知识，沿着探险家们留下的踪迹一路前行。我也伸直身子躺在木筏上，关掉头灯，向上凝望。这里仍然有无数的蓝色星光，那是一种原产于新西兰的真菌蚋——俗称萤火虫——发出的化学火光。用萤光素酶分解它的萤光素，就会产生一种被称为“生物发光”的光。

就在我去新西兰的那年夏天的一个夜晚，癌症患者比尔·路德维格坐在新泽西州的门廊上，同样的生物发光环绕着他。萤火虫正在飞舞，但他不知道自己将会活着还是死去。如果说战胜癌症是可能的，那要归功于他周围的光。

塔内·提诺劳的后代依然在怀托摩工作。2000 年夏天，我在他们的帮助下从新西兰漆黑的水潭中走出来。我手脚冰冷，
101 之后的热水浴像冰雹一样刺穿我的皮肤。当我沉浸在萤火虫带来的震撼和敬畏时，在地球另一端的新泽西州，54 岁的比尔·路德维格遭遇了改变人生的时刻。他原本只是做一个简单的疝修补术，结果却带着绝症通知书离开医院。手术前的一次常规检查诊断出他患有血癌——慢性淋巴细胞白血病。

比尔发誓要一如既往地战斗下去。1962 年，他高中毕业后直接进入美国海军陆战队，并在核导弹危机[1]期间帮助封锁古巴。他所在的炮兵第十师绰号是“决策之臂”，座右铭是“战斗之王”。这种封锁而非宣战的策略可能使我们所有人免于可怕的核灾难。

刚开始化疗的时候，比尔还在海湾州立监狱担任狱警。这是一所现代化的监狱，囚犯在监狱的乳品厂从事有意义的工作。这也是一所繁忙的监狱，有 2 000 多名囚犯，其中一半犯有暴力罪行。

其中一个声名狼藉的囚犯是乔治·赖特，在因谋杀罪被判处 30 年徒刑期间，他驾驶监狱长的汽车逃到机场，装扮成牧师与另外 4 人一起劫持了达美航空 841 号航班。劫机者获得了 100 万美元的赎金，然后将飞机开往阿尔及利亚，在那里逃之夭夭。

比尔的妻子回忆说：“他做完化疗，当天就回去上班。他只是觉得自己有工作要做，然后就去做了。”

2007 年，比尔的身体越来越虚弱，所以他退休了。化疗 102
控制住了他的白血病，但也伤害了他日渐衰老的身体。癌症如影随形，在他皮肤下的血管、器官和骨头里不停地抱怨。

“我们知道他要死了，”他的妻子说，“这时艾莉森把临床试验的事情告诉了他。”

---

1 指古巴导弹危机，是 1962 年冷战时期在美国、苏联与古巴之间爆发的严重的政治、军事危机。

艾莉森指的是艾莉森·洛伦教授，她是宾夕法尼亚大学附属的世界一流医院的骨髓移植负责人。我们第一次见面时，她对我说“血液是美丽的”。血液的颜色、质地、功能、流动方式和干燥方式一直令她着迷。在她 5 岁的时候，邻居家一个 9 岁左右的可爱女孩死于白血病。后来在医学院，艾莉森通过显微镜看到了夺走女孩生命的血细胞，下定决心要改变现状，她确实做到了。借助洛伦教授及其同事开发的现代治疗方案，邻居小女孩患上的那种白血病现在可以治愈。但对比尔来说，这些还远远不够。

将一种抗癌药物从理论实验室推向第一例病人，大约需要 15 年时间和超过 10 亿美元的资金。基因研究在过去 50 年迅猛发展，有望降低这些成本，使我们更加深入地了解许多导致死
103 亡和痛苦的疾病。科学家发现了人体内开启和关闭癌症通路的基因，这使得癌症（Big C）的定义从一种生活方式相关疾病转变为一种遗传性疾病。然而，在接下来的 50 年里，我们将从免疫系统和基因的角度更好地理解癌症。

即使从医学院毕业后，我对免疫系统的了解也仅限于“白细胞”。然而，我们每个人体内都有一套极其复杂的系统，比大型的现代城市更加错综复杂、联系紧密。成百上千种不同类型的细胞从事着不同的工作，甚至在你睡觉的时候也会和你的组织、激素以及蛋白质对话。肾脏的血管会听到肺部的低语。这些对话将在适当的时间释放出适当的化学物质。

所有这一切不只是为了阻止传染性侵入物，也是为了清除

我们自己的细胞工厂所犯的错误——这些工厂每时每刻都在根据基因蓝图生产大量的新细胞。任何细胞在复制的时候，基因混编都会带来随机的错误。虽然大多数错误无关紧要，也不会引起人们的注意，但如果控制复制的基因发生关键的变化，细胞就会不受控制地繁殖。结果就是癌症。因此，我们的免疫系统会发现这些错误，在癌症大军形成之前追捕并消灭行为异常的细胞。

在比尔的案例中，正常产生抗体的免疫B细胞发生了异常。遗传错误没有被发现，这些细胞不受控地复制。超过3 000克的癌细胞在他的血液中肆虐，在骨髓中安家。化疗就像一把钝锤，杀死了所有正在分裂的细胞，也包括健康的细 104
胞。这意味着每个疗程都会让比尔的身体更虚弱，但只能杀死一部分癌细胞。

通过了解免疫系统在癌症发展中的重要性，研究人员设想了治疗比尔这样的癌症患者的新方法。能否改变免疫细胞的基因结构，使之追捕比尔体内的行为异常的B细胞？这样就可以对准癌细胞，有选择地消灭它们。他们把这种技术称为“嵌合抗原受体-T细胞疗法”（CART-T）。这是一个绝妙的想法。但研究人员需要实时观察活细胞的内部，才能使其发挥作用。当时还没有工具能做到这一点。

聚合酶链式反应（PCR）可以快速地复制和分析遗传密码，这类新发现使基因革命成为可能。后来，研究人员又开发了专门的酶，可以将构成单个基因的遗传密码分解并重新黏合在一起。如今，CRISPR/Cas9 等现代技术使基因工程变得更加精细，也更加便宜。我们可以快速、低成本地逐个改变 DNA 序列，从而改变基因功能，纠正医疗缺陷，甚至改善农作物的生长和恢复力。

虽然在基因层面有强大的工具，但研究人员很难在活体组织中研究基因制造的蛋白质。实验需要杀死动物样本，用染料染色它们的组织，然后等待数天或者数周，才能观察里面究竟发生了什么。如果只有这些基本工具，那么癌症治疗方面的许
105 多进步，比如在比尔身上试验的疗法，根本不可能实现。

人类需要一些方法来实时追踪基因操作可能引起的蛋白质变化。应该在活的生命中研究癌症，而不是在显微镜下观察已经死亡的薄片。这一切都应该在不改变所研究细胞的基本功能的情况下实现。谁能想到萤火虫和水母可以解决这个难题呢？

答案来自“无法预料的事件和环境、科学研究、人，以及通向不可思议的结果的机缘”。这句话出自日本科学家下村脩，他因揭示了神秘动物如何在深海和暗夜中发出耀眼的光芒而获得诺贝尔奖。正是这个看似不太可能的发现，使得在比尔身上试验的那些癌症疗法成为可能。但首先，下村脩需要在一场核战争中生存下来。

16 岁的下村脩上中学的第一天，和他想象的完全不一样。那是 1945 年，第二次世界大战正在他所生活的日本肆虐。数学课取消了，因为校长对学生说，他们将被送往战斗机修理

厂，不再需要做三角函数题。破烂不堪的单座零式战斗机不断飞回，直到两个月后，工厂里不再有战斗机。飞行员采用了神 106
风特攻队的自杀战术，他们撞上船舷，同归于尽，这意味着很少有飞机能够返回。

1945 年 8 月 9 日，下村脩当时工作的工厂车间里响起了他非常熟悉的空袭警报。上午 8 点 30 分警报解除后，下村脩和他的朋友们并没有回去工作，而是爬上附近的一座小山，目睹了一架美国 B-29 轰炸机在天空中滑翔。人们以为这是一架侦察机，没有再拉响警报。三条雪白的降落伞从飞机上缓缓降落。也许是美国士兵？又一架 B-29 轰炸机出现在视野中。然后，整个世界都变了。

一道刺眼的白光闪现，压力波击碎了工厂的窗户，一阵黏稠的黑雨倾盆而下，浇在下村脩的丝绸衬衫上。那是他祖母用自家院子里的蚕所吐的丝做的。恐慌的气氛，飞散的碎片，变味的空气。建筑倒塌了，人、动物和钟表都毁于刹那，然后是一片死寂。

下村脩目睹了“胖子”原子弹投向长崎，这是历史上最具破坏性的核爆炸，几乎当场杀死了七万人。医院、住宅、医学院以及山王神社、浦上天主堂等圣地都被炸毁。他像雾中幽灵一样满身尘土地跑回家，祖母帮他脱下了黏糊糊的黑衬衫，给他洗澡，在无意识间避免了他死于辐射病。下村脩活了下来。他并不特别，但很幸运。

尽管经历了这场毁灭，但生活仍要继续。几个小时仿佛熬 107

了几天，几天又仿佛熬了几年。虽然下村脩对医学不感兴趣，但进入重建的药学院是他接受教育的唯一机会。他以全年级第一名的成绩毕业，在长崎慢慢重建的过程中，他辗转于各种工作和教职。下村脩希望与大学里的一位顶尖的生物学家见面，从而改变自己的命运。他来到教授的办公室，却发现教授当日不在。他垂头丧气地走在走廊上，开始与一位有机化学家交谈。这位化学家对一种名为“日本海萤”的甲壳类动物有着奇怪的痴迷。

“来我的实验室，你可以随时开始。”他对下村脩说。

下村脩照做了。

到 1961 年，下村脩已经通过他的研究极大地推动了对生物发光的理解。一年前，新婚燕尔的下村脩乘坐一艘旧医疗船，历时 13 天从日本到达美国，因为他获得了普林斯顿大学的研究员职位。下村脩扛住了死亡威胁和种族偏见，他的实验从研究海萤开始。

下村脩已经证明，当萤光素酶分解萤光素（luciferin，拉丁语，意为“光的使者”）的时候，海萤这样的发光生物就会发出蓝光。下村脩是第一个用强酸提纯萤光素并使其结晶的
108 人，这使得人们能够了解和研究它的结构。当时，人们认为所有发光生物的光都是由这种萤光素 / 荧光素酶反应产生的。然而，他在普林斯顿看到的水晶水母周围的发光环似乎有所不同。水母可以被当成有组织的水，但有些物种会像萤火虫一

样发光。下村脩有一种预感，他认为这可能是另一种机制造成的。

1965 年，就在比尔·路德维格帮助阻止古巴爆发另一场核战争后不久，下村脩在怀托摩洞穴里盯着“天花板”上的萤火虫。他想起了父亲讲过的故事：日本士兵利用脱水海萤的微弱蓝光阅读地图。虽然他怀念日本，但在这次旅行中，下村脩决定把普林斯顿大学作为他永远的家。在那里，他最有可能解开发光水母之谜。

为此，下村脩每年夏天都会驱车 3 000 英里，横穿美国，来到西海岸的一个冷清的海边村庄，弗莱迪港。在那里，他的年轻家庭[1]利用清晨的时间在码头四处撒网，捕捉水母。有一年夏天，他们每天收集 40 多桶，直到捕获 1 万只水母为止。通过这种方式，他的团队只提纯了 1 毫克的神秘发光化学物质。然而，下村脩尝试了所有的方法，也无法提纯出类似于萤光素的新化合物。

一天深夜，下村脩又一次把失败的实验品扔进水槽。当浸渍的组织啪的一声砸在陶瓷上，白色的水槽里升起了核光芒。鲜艳的蓝绿光照亮了整个房间。他的大脑飞速运转，直到后半 109
夜仍在做进一步的实验，结果表明，从一个旧鱼缸排入水槽的海水不知何故导致水母发光。几天后，他破解了这个难题。是

1 年轻家庭（young family），通常指父母在 20 岁到 30 岁之间、育有一个新生儿的家庭。

海水中的钙把透明的水母肉变成了发光的灯塔。但那又怎样呢？谁会在意呢？

将近 50 年后，凌晨 5 点 15 分，一通电话告诉 80 岁的下村脩，他获得了诺贝尔奖。在斯德哥尔摩的颁奖典礼上，虚弱的下村脩站在台上，双手颤抖着，灰色的西装从他方正的肩膀上垂下来。他开始磕磕绊绊地回忆原子弹发出的耀眼光芒，正是这种光芒使他在偶然的机遇中发现了生命的绿色光芒。他的发现可能拯救的生命，甚至超过了在长崎可怕的核爆炸中遇难的 7 万多人。

下村脩把手伸进上衣口袋，取出一小管用 2 万多只水母制成的液体。他用一盏小紫外灯激活了它，然后把这个发绿光的“灯塔”举过头顶。他的手仍在颤抖，但他已经成为一位日本超级英雄。观众微笑鼓掌，礼堂调暗了灯光，绿色的光芒照耀着四周，他平静的脸庞变得活跃起来。

下村脩发现了绿色荧光蛋白（green fluorescent protein），
110 如今全世界的实验室都简称它为 GFP。花费超过 19 个夏天，他的团队在弗莱迪港收集了 85 万只水母。他发现的化合物是理解荧光、照明和生物发光的关键——它是如何激发的，从新西兰洞穴中的萤火虫到比尔·路德维格门廊上的萤火虫，这些物种有什么共同点。

要理解为什么 GFP 能引发癌症治疗的革命，我们需要认识另一位科学家。1965 年，下村脩在收集水母，比尔·路德维格在古巴的海上维持和平，而马丁·查尔菲作为哈佛大学游泳队的队长，也被水包围着。在 2008 年的诺贝尔奖颁奖典礼上，他成为与下村脩同台的另外两位科学家之一。在下村脩、马丁·查尔菲这两位科学家的帮助下，一种值得探究的绿色发光蛋白变成癌症研究的重要工具。

他 73 岁，穿着蓝色 T 恤，灰白的上胡须与脸同宽。他戴着有色眼镜，坐在明亮的落地窗前，双手放在膝下，在椅子上微微摇晃，在佛蒙特州向我娓娓道来。马丁·查尔菲依然热爱科学。

大三那年夏天，他做的每个实验都不成功。他感觉自己很失败，觉得自己永远也成不了科学家。在大四的时候，查尔菲花了更多的时间思考戏剧和陀思妥耶夫斯基，而不是思考科学。

他告诉我，当他在 1965 年离开朋友和家人前往哈佛大学的时候，他感到“很茫然”（at sea）。有趣的是，他全身心投入游 111
泳，以此来结交朋友，与有共同爱好的人建立联系。游泳让他找回了自我。他也很擅长游泳，很快就在 1968 年至 1969 年间成为游泳队队长。当查尔菲在 3 000 英里外的泳道中来回游泳时，真正在海上（at sea）的下村脩正在捕获数千只水母。

GFP 是在 1962 年发现的，但它的实际应用大约在 30 年后才变得清晰起来。虽然第一个夏天很艰难，但查尔菲还是成了一名科学家，他专门研究蠕虫如何通过触觉感知周围世界。

一次偶然的机会，查尔菲听了一场关于生物发光的讲座，他想知道这种发绿光的标示物能否帮助他追踪蠕虫实验中的基因变化。

虽然这个想法没有资金支持，但查尔菲的团队还是成功地将 GFP 整合到大肠杆菌的一个基因中，他们希望 GFP 可以帮助追踪哪些基因在细菌活着的时候通过光照被激活。这个方法成功了。很快，一张皮氏培养皿半闪着绿光的照片出现在各大科学期刊上。第三位科学家钱永健扩大了实验范围，对 GFP 进行基因操作，使其发出更亮、更多彩的光。工具终于准备好了，CART-T 等治疗方法可以试用了。

和下村脩、钱永健一样，查尔菲的电话也在 2008 年响起，
112 带来他获得了诺贝尔奖的消息。在他纽约公寓的厨房里，两扇紧闭的门后，老式的固定电话响个不停。查尔菲一觉醒来就听到了人生中最好的消息。研究萤火虫、水母和蠕虫这样奇怪的领域，可以产生令人震惊的成果。有时，它们还能帮助治疗癌症。

“所有的生命都值得研究。”查尔菲说。

“不仅是作为样本，而且是作为生命本身。”

GFP 发出的彩色光芒彻底改变了实验性癌症科学，它缓慢而稳定地推动着 CART-T 等先进治疗方法的发展。现在，科学家有了测试和追踪新产生的基因变化的工具，比如在免疫细胞表面黏附新的蛋白质受体。他们也可以在活体组织中实时完成这一切，并有望得到真实世界的结果。

科学家很快就用 GFP 追踪一种感染免疫 T 细胞的病毒。他们可以在绿光中看到，一种新的蛋白质受体已经成功地添加到免疫细胞表面。他们看到这些新的突变细胞追捕并消灭行为异常的癌细胞，但健康细胞没有受到影响。CART-T 技术成功了，在培养皿中成功了，但在人体上能起作用吗？比尔愿意试一试。

2008 年 7 月，比尔的结婚纪念日那天，宾夕法尼亚大学的癌症团队开始了对比尔的治疗。他手臂上的针头将血液吸向一台每分钟 5 000 转的机器，这样就分离了比尔浓稠的癌变血液中的细胞乳剂。白细胞被导入一个塑料袋中，然后被小心翼翼 113
地抬到走廊上进一步分离。接下来，他的珍贵的 T 细胞被故意感染了一种无害的病毒，这种病毒在细胞的 DNA 中添加了一个新的基因，这个复制粘贴的新基因在比尔自身的 T 细胞表面制造了一种特殊设计的蛋白质受体。这种表面的蛋白质受体能识别癌细胞。

比尔的新改造的 T 细胞在培养皿中生长，繁殖了 700 多次，然后被打包送回诊所。2 周后，比尔再次回到诊所，这些新设计的细胞通过原来的静脉输回体内。繁殖过程持续了 1 万多次，不过现在是在他的体内。

没有人真正知道会发生什么，比尔是第一个接受这种治疗的病人。从长崎出发的旅程，死亡，毁灭，超过 85 万只水母的光芒，所有这些最终通向了诺贝尔奖，但能够拯救他吗？

“我曾设想它能成功吗？”有人问比尔时，他这样回答，“永远也不会想到。”

第七章　保持凉爽

115 在接受实验性治疗几天后，比尔病得快死了。这很糟糕，但也有奇怪的好处。

那是宾夕法尼亚州的一个夏日，但阿巴拉契亚山脉的环境让气温保持在舒适的 20 摄氏度。虽然有旋转的风扇和敞开的窗户，但比尔的身体内部开始发烫。他的体温从正常的 37.5 摄氏度升高到 40 摄氏度以上，所以护士扔掉了温度计，以为它们坏了。它们并没有坏，是比尔出了问题，但他也正在痊愈。

萤火虫的光芒使新的癌症治疗方法成为可能，这种方法将比尔自身的免疫系统变成了一台杀癌机器。它正在努力消灭比尔体内 3 000 克的癌变的血细胞。但攻击已经开始失控。他很快就被送进重症监护室，所有的重要器官都停止了运转。医生为了帮他降血压而注入静脉的液体，正在像滤水一样渗出来。他的双腿肿胀到正常状态的两倍粗。医生努力控制他的体温。他们需要使用一种技术，这种技术的灵感来自冰冻湖泊中动物
116 冰冷的脚。洛伦教授拿起手机给比尔的妻子打电话，她想起了

比尔对她说的最后一句话——“我相信你”。

“我担心他看不到明天的太阳。”她说。

医学和生活都需要平衡。找到那个最佳位置，找到那个平衡点。我们漫步在海水与沙滩交会的地方，有时候到海水里凉快一下，有时候躺在沙滩上晒太阳。杀死比尔癌症的治疗方法，也正在杀死他。它失去平衡，横冲直撞。我们把这种不良反应称为“过度炎症”。你血液中的化学信号变得疯狂，你的器官停止运转，你可能会死。药物、感染或 CART-T 技术都会引起过度炎症，新型冠状病毒感染也会导致过度炎症。

我的工作是护理危重病人，经常涉及让病人自我疗愈。在身体痊愈的同时，我们为器官提供支持。这需要机器、护士和药物，但最终，真正的治愈往往需要时间。有时候，什么都不做是很难的。存在一种诱惑，让我们想要干预、添加、摆弄。所以我提醒自己：“不要总想着做这做那——站定！”[1]但过度炎症的情况并非如此。如果得不到恰当的治疗，身体很快就会自我消耗。今天，当我们治疗比尔这样的患者时，我们要迅速做两件事——控制体温和灭火。

我们的灭火器是一种药物，它就像人体内的一种关键的化

1 这句话的原文是“Don't just do something—stand there! ”。这是一句俏皮话，经常出现在正念训练中，强调思考的重要性。英语谚语中有一句完全相反的说法“Don't just stand there. Do something!”，也即“不要傻站在那儿，做点什么！”。

学物质，是人体炎症系统的主控制器。这种物质非常重要，可
117 以追溯到世界上最早的动物——追溯到大约 5.58 亿年前。这种化学物质甚至帮助证明了一块古老的化石实际上是动物而非植物。遗憾的是，当比尔生病的时候，医生还不知道这种药物的潜力。所以，他们只能拼命地给他降温。他们从经常与极端温度斗争的动物身上找到了灵感。我来到加拿大北部冰天雪地的原野，见到了这种动物——美洲鹤。

我离开了伦敦希思罗机场的枫叶休息室，早餐吃的是枫叶形状的华夫饼，配上冰镇的加拿大啤酒。飞机越过冰岛，绕过格陵兰岛冰封的海岸，然后降落在温哥华。短暂停留期间正值超级碗决赛，四周充满了欢呼声和啤酒杯碰撞声。[1] 加拿大人正在看一场戴头盔版的英式橄榄球比赛，而我则试图查看威尔士在“真正的比赛”六国锦标赛中的比分。也许是同一项运动把这两个国家分开了。

转机把我带到了冰天雪地的艾伯塔省。当我们接近跑道、准备降落的时候，从飞机上看到的景象是可怕的坠落，飞机降落在白茫茫的雪地上，看起来更像是熨平的桌布，而不像是机

1 超级碗是美式橄榄球的年度冠军赛，主要在北美地区风靡；而六国锦标赛是英式橄榄球比赛，参赛者是六个欧洲国家及地区（英格兰、苏格兰、爱尔兰、威尔士、法国及意大利）——意大利是 2000 年加入的，在此之前为“五国锦标赛”（见本书第十三章）。美式橄榄球是从英式橄榄球发展而来的，相较于英式橄榄球，美式橄榄球的冲突更加激烈，需要配备头盔、护肩等全套防护装备。

场。但飞行员还是冲向雪地，飞机“吱呀”一声滑了过去。从
机场坐上出租车更是令人兴奋，冰雪覆盖了所有的道路标线。
我开始明白为什么加拿大要将大麻合法化。当时气温只有零下 118
20 摄氏度，这对艾伯塔省来说却是一个温暖的冬日。我的第
一周是和一位加拿大医生一起度过的，通过分享写作、共同经
历和一起开会，我们已经成为朋友。他带我去滑雪，这是我人
生中的第一次。但我连企鹅初级班都毕不了业，因为刚会走路
的孩子都比我滑得好。在零下 25 摄氏度的冰面上滑冰（其实
是摔倒）对我的手指和已经发青的脚趾来说是艰难的，但朋友
的陪伴、乡村的美景和一杯热咖啡让我坚持了下来。

我远道而来并不是为了喝星巴克。我是来看一种在加拿大北部偏远荒野中发现的鸟，它们能在低温下欢笑。即使没有最新款的美利奴羊毛衫，美洲鹤也能在冰封的湖面上站立觅食数个小时，而不会将脚趾冻成青紫色。医生如果了解其中奥秘，就能更好地给比尔这样的体温飙升的患者降温。

进入荒野的旅程漫长而残酷。到处都是雪，到处都是冰。
我们走了几十甚至数百英里，才终于看到了它。雪白的身影，
细长乌黑的瘦骨嶙峋的腿，头顶有一抹红色。静谧，安详，伫
立在冰封的湖面上，黑色的翼尖在雪白的背景下显得格外醒
目。高大，超过 1.5 米。然后——我脚下的树枝发出断裂声， 119
美洲鹤抬起头，发出一声尖锐的号角般的鸣叫。声音传得很
远，超过 1 000 米，警告其他鹤我踩断了树枝。但这种动物之

所以如此重要，并不是因为它发出的叫声，而是因为它细长的腿有助于控制比尔的体温。

美洲鹤在得克萨斯州墨西哥湾沿岸附近的阿兰瑟斯过冬。几十年来，没有人知道它们每年春天飞到哪里繁殖，只知道它们会去往“北方”。1954 年，加拿大森林野牛国家公园的一个偏远地区发生了一场野火。消防员发现了两只白色的大鸟，后来经生物学家 W. A. 富勒证实，这两只鸟是美洲鹤，它们来自仅存的野生种群。该公园创建于 1922 年，当时是为了保护美洲森林野牛，如今却成为另一个濒危物种的重要栖息地。目前，世界上 826 只美洲鹤中有 500 多只生活在艾伯塔省的森林野牛国家公园。

在我的重症监护室里，许多病床的床尾都放着一台灰色的大型机器。它看起来就像一台复印机，但底部有蓝色的管道通向躺在床上的病人。明亮的数字屏幕上跳动着彩色的线条，绘制成连续的线图。通向病人的蓝色管道连接着巨大的蓝色黏性垫，它像保鲜膜包裹三明治一样包裹着病人的身体。黏性垫内的塑料“血管”中有冰水流过，在经过病人的皮肤时为他们降温。通过吸走炎症产生的热量，这台机器将目标设定在一个不太热也不太冷的最佳位置。恰到好处。

120 这种为危重病人降温的方法与我在加拿大荒野观察到的美洲鹤使用的方法相同。当美洲鹤站在结冰的湖面上，它的脚应该会冻僵。它应该会被冻伤，应该会死去。但它并没有死，这要归功于它的中央供暖管道系统。

美洲鹤细腿上的每条静脉都从深水区将血液输送回心脏。这些静脉与动脉平行——动脉从身体深处输送温暖的血液。这两种血管逆向而行，紧挨着彼此，形成了一个逆流热交换系统，最大限度地减少热量损失。温暖的动脉将热量传递给冰冷的静脉，使美洲鹤能在冰冷的湖水中觅食而不至于冻失双腿。到了炎热的夏季，这一过程则逆转，动脉的热量会散逸到深入冷水中的凉爽的静脉。

这类似于重症监护室冷却设备中错综复杂的塑料管道网络，只不过机器以冷水贮液器替代了加拿大的冰川湖，让水持续流过比尔灼热身体上覆盖的塑料垫。热量被吸走后，比尔的静脉冷却下来，静脉中的血液流回心脏，为身体的其余部位降温。水流速度越快，降温效果越好；水温越低，降温效果越好。而如果治疗从海里救上来的体温过低的病人，就会利用相反的原理让他们的体温恢复正常——就像湖水中的美洲鹤所做的那样。

还有一种动物能帮助我们为病人降温，但我永远不可能见 121
到它们——即便没有破坏旅行计划的全球性病毒大流行。这种动物处于食物链的顶端，重 5 吨，长 13 米，是陆地上最大的食肉动物，但对它来说最大的挑战就是保持凉爽。8 000 万年前，霸王龙演化出了一个新奇的方案，这个方案直到今天仍在使用。

霸王龙头部化石的后脑勺有两个巨大的缺口，多年来，人们一直认为这里原本填充的是它们强有力的颚肌。鳄鱼和蜥蜴的头部也有这样的孔洞，是在大约三亿年前进化形成的。对现代动物进行的热成像研究表明，这些孔洞在寒冷的日子里会发光，在温暖的日子里会熄灭。人们现在知道了，这里填充的不是肌肉，而是血管，血管在冷的时候给大脑加热，在热的时候给大脑降温。霸王龙的大脑中有一个空调系统。

这些技术现已用于鼻腔内降温系统，这是一种提供紧急大脑降温的医疗设备。一根管子将雾状的全氟己烷冷却剂送入患者的鼻腔，它在接触鼻腔后蒸发，起到快速热交换的作用，冷却颅底和大脑。对于那些心脏骤停的病人，这种霸王龙式的脑部降温可以将脑损伤的概率降低 1/3，防止他们死亡。

122 给比尔的身体降温并没有从根本上解决问题，细胞的混乱正在杀死他的身体。但有一种治疗方法可以阻止它。为了生存，世界上最古老的动物也曾使用相同的化学物质降温。这种药物在 70 多年前就被发现了。

美国化学家路易斯·费瑟在历史上的地位非常矛盾。一方面，他帮助发明了一种拯救无数人生命的药物；另一方面，他还发明了一种给无数人带来不必要痛苦的武器。费瑟合成了类固醇药物可的松，以及包括维生素 K 在内的其他药物，但他也发现了黏性极强的燃烧性化学武器——凝固汽油弹。长崎原子弹爆炸最终导致了治疗比尔癌症的技术，在这场爆炸后不久，费瑟的凝固汽油弹杀死了更多的日本人，甚于原子弹。[1]不过，他的类固醇药物可以帮助治疗过度炎症，甚至是新型冠状病毒感染。

说到类固醇，我们通常会联想到肌肉发达的健美运动员，或者使用类固醇提高成绩的不光彩的运动员。然而，类固醇是一大类广泛存在于所有复杂生物体中的化学物质。类固醇可以作为化学通信兵，让不同的组织生长、收缩、释放化学物质，甚至进入睡眠状态。类固醇还能抑制炎症，就像是消防水龙头，扑灭生病导致的发热。

1948 年 6 月，一名 50 岁的农妇因类风湿性关节炎而关节红肿，甚至连毛巾都捏不住。每过 24 小时，她就感觉“又熬过了痛苦和折磨人的一天”。她坐着轮椅来到明尼苏达州罗切
斯特的梅奥诊所，接受实验性治疗，医生给她注射了从磨碎的 123
牛肾上腺中提取的“化合物 E”。不到 7 天的时间，她“心情愉快地走出医院去购物”。这种肉汁中的类固醇化学物质减轻了她的关节炎症。

即便是微量的药物，也需要大量的肾上腺来生产——今天的许多住院病人每天需要 200 毫克的类固醇，这就需要 50 千克的肾上腺。因此，合成生产至关重要。人们也希望严格筛

1 这里指的是东京大轰炸，发生在 1944 年至 1945 年，是美国陆军航空军（美国空军的前身）对日本东京实施的一系列大规模空袭，其中使用了费瑟发明的凝固汽油弹，据估计，死亡人数在 7.8 万到 10 万之间。（但作者的说法有一点问题，那就是东京大轰炸实际上发生在长崎原子弹之前。）

选的化学物质能够减少副作用，比如水肿、胃酸过多和精神错乱。

20 世纪 50 年代，随着人们对生产用于口服避孕药的合成类固醇激素的兴趣日益浓厚，费瑟领导了这项工业研究。他完善了生产工艺，并于 1950 年推出了药物可的松。此后，类固醇一直是全世界最常用的处方药。如今，它已成为治疗 CART-T 引起的过度炎症的关键化合物，并使新型冠状病毒感染重症患者的死亡率降低了 1/3。由于成本低廉、全球可用，它在疫情期间拯救了约 100 万人。然而，动物早就试图告诉我们这种关键化学物质的重要性。2021 年，类固醇帮助确认了地球上最古老的动物，这似乎进一步强调了类固醇的重要性。[1]

124 5.58 亿年前，一个 1.4 米长的物体轻轻落在海底，到达今天南澳大利亚州弗林德斯山脉所在的位置。它直到 1940 年才重见天日，当时古生物学家雷金纳德·斯普里格以南澳大利亚州矿业局局长本·狄更逊的名字将其命名为“狄更逊尼亚”。从那以后，科学家一直在争论“狄更逊尼亚”究竟是一种原始动物、一种细菌菌落还是一种植物。最终，2021 年，科学家在保存完好的化石中发现了类固醇的痕迹。这足以证明这个 5.58 亿年前的物体确实是迄今发现的最古老的动物，因为这些类固

---

1 Bobrovskiy, I. et al. Ancient steroids establish the Ediacaran fossil Dickinsonia as one of the earliest animals. *Science* 361, 1246–1249 (2018).——原书注

醇只存在于动物中。这种动物需要类固醇才能生存。[1]

在重症监护室住七天，对病人和家属来说就像过了一个世纪。凭借源于美洲鹤的技术，比尔灼热的身体在一周后成功降温了，但类固醇的强大药效还需要等待。他的癌症治疗方法非常新颖，以至于洛伦教授的团队认为极端发热和炎症是感染导致的，而不是因为比尔身体的自我攻击。

如今，我用类固醇和免疫药物托珠单抗治疗 CART-T 引起的过度炎症，这种药物能中和引起炎症的强效细胞因子，白细胞介素-6。我们之所以能做到这一点，要归功于从洛伦教 125
授和比尔这样的先驱者身上学到的经验，他们仅仅用时间来治愈。巧合的是，比尔后来还患上了一种新疾病，这种疾病也可以用类固醇和托珠单抗治疗。但医生还没有意识到这些疗法的作用，他就再一次过早地病倒了。

值得庆幸的是，虽然仅仅用时间治疗，但比尔的身体确实痊愈了。冷却机调慢了，他狂跳的心脏也逐渐放慢节奏。值得注意的是，他的癌症也在减轻。比尔在重症监护室住了七天，又在医院病房住了一个月。他身体虚弱，骨瘦如柴。但他的癌症真的消失了吗？洛伦教授要求做骨髓活检，检查比尔血液中的癌细胞水平。她想起了比尔对她说的那些话——“我相信

---

1 “狄更逊尼亚”（Dickinsonia）更通用的中文译名是狄更逊水母、狄更逊蠕虫或迪金索尼亚虫。

你”。检查结果出来的时候，这句话显得很沉重。如果比尔经历了这一切，差点死在无菌的重症监护室里，最终却没有任何成效，该怎么办？

几天后，洛伦教授陷入了沮丧和困惑。比尔的检查结果根本不合理——肯定是实验室把他和别人弄混了，这个结果不可能是准确的，数据太优秀了。洛伦教授重新取样了比尔的骨髓。并没有弄混。癌症真的消失了，完全消失了。

在治愈比尔十年后，洛伦教授仍然会翻看贴在办公室墙上的明信片。比尔和妻子买了一辆房车，他们并没有停止旅行，也没有把所有的时间都花在折叠椅上喝茶。生活发生在夹缝中，发生在“此地”与“彼地”之间。发生在中间之地。这对夫妇学会了白水漂流和骑马，他们与爱犬麦迪和福兹玩耍。他们行走在街道的阳面，他们庆祝节日、生日、毕业和婚礼。生活又回来了，但癌症没有复发。比尔把信任放在了正确的地方。

第八章　挠　痒

为了光着身子被叮咬，我走了很长一段路——五百英里，127
三个国家，两座桥梁，一艘汽车渡轮，一艘小船，一辆四轮摩托车，以及一个小时的步行路程。但这是值得的。

我来到苏格兰西部高地美丽绝伦的肖纳岛。这是一座崎岖多岩的小岛，长两英里、宽一英里。站在 850 英尺高的本阿瓦利山眺望，西面是拉姆岛、埃格岛和斯凯岛，东面是本尼维斯山。汽艇在奇兰姆城堡的废墟旁接我上船。这座城堡建于 13 世纪，300 年后，查尔斯王子在这里依靠詹姆斯党的忠实支持者控制了苏格兰西部。[1]

从卡迪夫出发，经历了 12 小时的车程，中年的僵硬感油然而生。我坐在靠窗的位置，阳光把我的右臂晒得黝黑可

1　这里的“查尔斯王子”指的是查尔斯·爱德华·斯图亚特（1720—1788）。他的祖父詹姆斯二世在光荣革命中被剥夺王位，詹姆斯二世逃亡法国，但他在爱尔兰和苏格兰还有许多支持者，被称为“詹姆斯党”。1745 年，查尔斯·爱德华·斯图亚特在詹姆斯党的协助下反动了一场叛乱，最终失败并流亡法国。

笑。我听着以前从未听过的“世界上最伟大的专辑”——鲍勃·迪伦《铁轨上的血》、平克·弗洛伊德《月之暗面》以及琼妮·米切尔《蓝》——从而熬过了这段车程。

但是，当我从岛上的码头走到僻静的红色小屋，我耳边充斥的不是音乐，而是生命的声音。一只海豹在镜子般的海面上溅起水花，一群野鹿从树根上踩过去，一只仿佛来自《侏罗纪公园》的超大白尾海雕在天空中盘旋。难道我被偷偷带进了一部迪士尼电影？

整座岛屿似乎被浸染成了柔软的绿色天鹅绒，唯一的大房子是斯温伯恩上尉在19世纪建造的狩猎小屋。他开发了欧洲最多样化的松树人工林，如今这里栖息着罕见的松貂群——“松貂群”有一个别名，叫作“丰富”。

我并不是第一个在这座岛屿的魔力中迷失的作家。它是“永无岛”的现实原型，詹姆斯·马修·巴利在这里写下了《彼得潘》，他在给朋友的信中写道，“这是一座荒凉多岩的浪漫岛屿”，“一个迷人到几乎让人痛苦的地方”。[1]我在这里度过了孤独的一周，没有汽车，没有无线网络，没有手机信号，却喝到了充足的单一麦芽威士忌。没过多久，一场巨大的风暴切断了有限的电力供应，这意味着我只能在烛光下写作。那周晚些时候，我徒步登山两个小时，才有了一格手机信号，足够我

1 引自一封1920年8月13日的信，1942年由维奥拉·梅内尔出版，标题是《J.M. 巴利的信》。也引自罗斯安娜·杜兹2021年12月10日在英国《金融时报》发表的文章，标题是《解锁肖纳岛的魔力》。——原书注

向家人报平安。徒步必备的三件物品是外套、相机和望远镜。你不需要带的东西是钥匙——因为所有的小屋都没有上锁——你也不希望崴脚。

我做了一些我原以为只可能发生在电影里的事情——我喝了河水，搜寻食物，拄着大树枝走路。黄昏时分，在“波莉的力量一小时”（临时搭建的木制市政厅里开展的健身操课程）结束后，天空中出现了一道彩虹，我在彩虹下的冰冷湖水中游泳，这提醒我要达成我来此的真正目的。

回到红色小屋，喝了一大口威士忌，把浸透湖水的衣服扔在地板上，光着身子。我打开门，迎着静谧的黄昏，穿行在松树、蕨类和一株红盖野蘑菇之间。一团微小的飞絮在我周围飞舞，最后落在我的皮肤上。它们来觅食，来叮咬。我是为这些蠓虫而来，蠓虫也是为我而来。

我听说过这样一个故事：一名苏格兰教师辞去工作，开始了他的人生挑战。他想从格拉斯哥的家出发，环游七大洲，走遍全世界，最终回到格拉斯哥。在与学生们挥手告别三年后，他已经离终点近在咫尺。他正在苏格兰高地的格伦科附近徒步和露营，再过几天，他就能回到家乡。遗憾的是，那年是有记录以来蠓虫最猖獗的一年——人被这种小飞蝇叮咬后奇痒无比。15 000 英里的路程只剩下 90 英里，但他的胳膊和腿被指甲挠得鲜血直流，所以他放弃了。他对付不了蠓虫。据估计，蠓虫每年给苏格兰经济造成的旅游损失超过 2.5 亿英镑。这个故事于事无补。

在黄昏时分，我赤身裸体地走在苏格兰高地，但我并不是一个受虐狂。是的，我想被叮咬。但我是想亲身体验一下苏格兰最不受欢迎的动物和它的近亲蚊子如何帮助像我这样的医生和像比尔这样的患者。

130 于是，在那个海岛的黄昏，我赤裸着身体，面带疯狂的微笑，等待着。然而，什么也没有。没有疼痛。当我泄气地走回红色小屋，我才明白。我的皮肤上出现了 100 个圆圆的、奇痒无比的红色“泡泡”。再喝点威士忌，洗个冷冷的泥水浴，然后我思考起来：它们是怎样做到的？无痛注射？

针头几乎成了医疗的代名词。在出生后不久，你的大腿就会挨上一针维生素 K。然后是疫苗接种、止痛注射、成年后的手术、分娩时的硬膜外麻醉以及进入老年后的验血。即使是对健康的人而言，生活中也充满了针头。对于像比尔这样的病人，每次去医院都要承受无数的钢针插入，它们有不同的尺寸、不同的类型，扎入不同的身体部位。如果你患上了糖尿病，就像全世界 4 亿人或 9% 的成年人那样，针头就会成为你生活的重要组成部分。

在医学院，我们学习的大多数实用方法都涉及针头——抽血、献血、注射抗生素、腰椎穿刺、动脉和静脉注射、止痛注射、神经传导阻滞、活体组织检查。

针头也是人们不敢去医院的一个常见原因。针头恐惧是最常见的恐惧，它可能会阻碍疫苗接种和验血，从而无法及早地发现癌症等疾病。正如坠落的危险来自地面而非高处，人们害怕的是扎针时的疼痛，而非针头本身。因此，让我们从我的100次叮 131
咬中获取经验，看看世界上最致命的动物如何让注射不再疼痛。

世界上最致命的生物，其重量相当于一颗小雨滴。它的寿命只有50天，这个物种已经存在了2.1亿年。冒着引发性别战争的风险，我必须要说：女孩才是问题所在。只有雌蚊才会叮咬，在蚊子的生命周期中，只有雌蚊才会传播疟原虫。叮咬后，为了保持人的血液流动，它会吐出包括肝素在内的抗凝血剂，其中携带的疟疾每年杀死了100万人，大部分是儿童。寨卡病毒、登革热等也是通过这种方式传播的。女子力。

和苏格兰的蠓虫一样，蚊子成功的秘诀在于叮咬最初是无痛的。随后的瘙痒是由其唾液中的抗凝血剂引起的，但那时一切都已经结束了。蚊子的叮咬不会让你感觉到一丝刺痛，就连最熟练的抽血医师也无法做到这一点。

蚊子比医用针领先了2.1亿年。当人类还是游弋在海洋中的鱼类时，蚊子就已经在霸王龙身上觅食了。出人意料的是，空心针是一项现代发明。虽然公元前5世纪就有人描述过附着在动物膀胱上的细刺，但它们主要用于冲洗伤口，而不是注 132
射。11世纪的一名埃及眼科医生[1]使用空心针摘除白内障，而

1 指阿里·毛斯里。

不是将药物注入体内。17 世纪的英国建筑师克里斯托弗·雷恩爵士率先使用空心鹅毛管注射药物。麻醉实验中，在注射鸦片和酒精后，他的实验对象会变得“酩酊大醉，昏昏欲睡，就像死了一样”。[1]

由于没有真正的空心针，爱德华·詹纳新创的疫苗科学需要割开儿童的皮肤，才能为他们接种牛痘预防天花。直到空心针问世，止痛药和抗生素能够可靠地注射到血管中，麻醉才得以发展。

回到我的高地蠓虫叮咬之旅。现代针头的发明者是一名苏格兰外科医生，他后来成为爱丁堡皇家内科医学院的院长和英国皇家学会的会员。亚历山大·伍德医生将他的发明称为“subcutaneous”（皮下注射针），而不是英国医生查尔斯·亨特后来创造的“hypodermic”（皮下注射针）——伍德很讨厌这个术语。[2] 伍德的发明是最早的连接玻璃注射器的细空心针头，可以通过活塞精细测量注射到组织或血液中的药物量。

伍德的第一个病人是一名患有神经疼痛的 80 岁妇女。为

---

1 引自 2021 年 3 月 9 日马格努斯·本尼特在 BBC 发表的文章，标题是《这项发明使大规模疫苗接种成为可能》。——原书注

2 大约 1851 年，亚历山大·伍德根据拉丁语创造了“subcutaneous”这个词；1858 年，查尔斯·亨特根据希腊语创造了“hypodermic”这个词，并沿用至今。这两个词只是构词方法略有不同，但意思没有区别。在具体的语境中，“subcutaneous”通常是指与生物组织有关的皮下，“hypodermic”通常是指与医学注射有关的皮下。医疗中的皮下注射（hypodermic）可分为三种类型：皮下注射（subcutaneous）、肌肉注射（intramuscular）和皮内注射（intradermal）。

了缓解疼痛，伍德在她的肩膀上注射了20滴含有葡萄酒的吗啡溶液（吗啡溶解在雪利酒中）。她随即陷入深度睡眠，但不久后苏醒了。

现代的皮下注射针与最开始的设计几乎没有什么不同， 133
但伍德只是一个模仿者，他的剽窃对象是另一个飞行家——蜜蜂。

外科医生仍然在向那些嗡嗡作响的、蜇人的动物学习。在代孕这项技术上，寄生蜂比人类领先几百万年。它用一根超级纤细、柔韧的空心针将蜂卵刺入甲虫等昆虫体内，这种刺就像昆虫界的瑞士军刀，能使受害者瘫痪，甚至能钻穿木头。

这个器官纤细到无法靠肌肉来输送蜂卵，连移动蜂卵都做不到。相反，它利用一系列通过舌槽机制连接起来的微小刀片，依靠刀片的摩擦力注入蜂卵。

荷兰研究人员开发的原型机器复制了这一技术，可以利用运动的微小部件产生的摩擦力将物体吸入装置内。这项技术可用于人类的微创手术，进入那些难以到达的区域——目前的抽吸方法由于管径太小或血栓堵塞而无法成功。这可能会大大减少手术的创伤，缩短病人的康复时间。看来，并非所有蜂针的末端都会带来刺痛。

回想一下约翰尼·卡什与糖尿病的斗争。他在翻唱九寸钉 134
乐团的歌曲《伤害》时唱道："针尖撕裂伤口。"

的确如此。对于卡什和4亿糖尿病患者来说，为了注射胰岛素，他们每天都需要刺破手指6次以上。正是这种皮肤撕裂触发了敏感的疼痛感受器，对伍德针头造成的皮肤损伤做出反应，从而产生疼痛。然而，在苏格兰高地，当我赤身裸体承受蠓虫的袭击时，唯一的疼痛感来自我的脚，因为我踩到了地上的蓟草。我被叮咬了100次，血液被另一种生物吸食，但我没有感到疼痛。事后我躺在浴缸里，不停地挠痒，直到皮肤出血，但在“注射”的那一刻，我没有任何感觉。针头并没有撕裂伤口。

利用超高清摄像机和激光引导压力模型，日本的一个科学家团队认为自己找到了答案。蚊子的口器由几个相互缠绕的部分组成，外部管状的吸管包裹着两个锯齿状的上下颚，中间则是一根针头。虽然听起来很可怕，但这些不同部分依次协作的方式，正是无痛针的关键。

蚊子在叮咬的时候首先推进外管，然后是锯齿状的牙齿，最后才是内针。这套动作要重复数百次，每次只深入1毫米，直到整个口器完全进入皮肤。通过这种方式将力量分散到不同的部位，穿透皮肤所需的力量大大降低。

与此同时，在每次推进的时候，整个口器都会以30—40
135 赫兹的频率振动。这种轻柔的振动有两个显著的效果。首先，它进一步减小了穿透皮肤所需的力量。其次，它的振动会激活皮肤感受器——这与疼痛感受器不同。类似于经皮神经电刺激仪，这种振动频率与慢性疼痛和分娩疼痛相同，欺骗脊髓，使其只处理振动而不处理疼痛。

现在，该日本团队已经在硅微针中复制了蚊子口器的许多特征，它具有三维的锐利尖端和类似鱼叉的锯齿状边缘。测试表明，以蚊子的那种频率振动针头，或许很快就能实现真正的无痛注射。这可以帮助糖尿病患者、针头恐惧症患者、儿童以及像比尔这样的病人，他希望他最后一次在医院做的检查就是他重获新生后的最后一次检查。但是，比尔的生命有一个令人难以释怀的结局。至于我，身上被叮咬的灼痛感随着威士忌和时间而逐渐消散了。

第九章　看见暗夜

137 得益于突破性的 CART-T 治疗，比尔在患癌症 10 年后被治愈了。又过了 10 年，他和数百万人一样，被另一种以 C 开头的致命疾病击倒了——新型冠状病毒感染（COVID－19）。当大流行病在比尔的家乡肆虐时，它也在世界各地的村镇、城市和大都市肆虐。它也颠覆了我的生活。我们需要一位超级英雄来帮忙，不是护士或医生，而是蝙蝠侠。

我以前很喜欢家庭聚会。在学生时代，我们会打开一大包薯片，端上劣质葡萄酒和更劣质的鸡尾酒。人到中年，薯片换成了开胃小菜，劣质葡萄酒换成了更好的精酿啤酒。把随机倒的烈酒混在一起，上面放一颗咖啡豆，就得到了一杯咖啡马天尼。

2020 年，我参加了史上最糟糕的“家庭聚会”——疫情期间，我在重症监护室工作。我们的“客人”多得应付不过来，
138 房子太小了，薯片空空如也，酒也喝光了，但人们就是不肯回

家。我们只想睡觉，却不得不通宵跳舞。永远见不到曙光，凌乱的房子越来越乱，邻居都在抱怨我们的噪声。两年以来，我的手机会把我输入的每个大写字母“W”都自动联想为“Will be home late again sorry x”（对不起，又会晚点回家）。

可怜的比尔是这场糟糕聚会的不速之客之一。他挺过了癌症，挺过了实验性治疗。他已经摆脱了过度炎症，在新生之后开始全国旅游。然而，新型冠状病毒感染偷走了他故事的结局，就像无数其他人的故事一样。

然而，希望不灭。冬去永远会春来，水仙花总会盛开。我们拥有观察患者身体内部的技术，帮助发现新冠感染的并发症。志愿者团队自发地帮助患者翻转身体，因为我们发现这种方法有助于提高血氧水平。来自考文垂的90岁高龄的玛格丽特·基南接种了全世界第一针新冠疫苗，于是我们终于拉了闸，切断了这场“聚会”的电源。

全世界都忙着把这场疫情归咎于动物，但实际上，是一位非人类的超级英雄做到了这一切。蝙蝠侠去掉“侠”。让我们看看这种引发恐惧的吸血生物如何帮助治愈新型冠状病毒感染。

我的旅程是从威尔士的那个洞穴开始的。在洞穴的深处，在有两万年历史的驯鹿壁画的上方，有一只李子形状的小动 139
物。它静止不动，沉默无声，漆黑发亮。获得进入洞穴的许可是一件很棘手的事情。生态学家坚持要求我提供新冠病毒检测报告，佩戴口罩，以及出示疫苗接种证明。

“别担心，”我愉快地发了一封邮件，“我在重症监护室工作，接触的都是新冠病人，所以洞穴里的风险比上班小多了！”

“不，”对方回复说，“我们不担心你感染新冠。我们不想让稀有的蝙蝠感染它。”

正是这些蝙蝠，可以帮助我们在第一波、第二波和未来的疫情中救治新型冠状病毒感染患者，而这一切，都要从一位疯狂的意大利神父说起。

1794 年，自学成才的科学家兼天主教神父拉扎罗·斯帕兰扎尼紧紧抓住帕维亚一座大教堂的钟楼，在空中撒下一张网。这不是他做过的最疯狂的事情。几年前，他给雄蛙穿上紧身裤，证明青蛙繁殖需要精子。他的最新研究兴趣是从某天晚上吹灭蜡烛开始的——教堂里的猫头鹰径直撞上墙壁，蝙蝠却始终安全地飞行。于是，斯帕兰扎尼悬挂了一个带铃铛的绳子迷宫，证明蝙蝠可以在黑暗中飞行，而且不会触动铃铛。他遮住蝙蝠的眼睛，又用油脂堵住它们的耳朵，最终发现关键不是光，而是声音。但他无法解释为什么人们在教堂里叫喊和歌唱不会干扰蝙蝠的这种能力。

140 我们现在知道，蝙蝠发出高频声音，根据它返回的时间延迟来追踪物体，这就是回声定位原理。斯帕兰扎尼发现，人们唱歌或叫喊产生的普通低频声音（低于 20 千赫兹）不会影响这一能力。

那么，这种“蝙蝠逻辑”如何帮助我们观察新型冠状病毒感染患者的身体内部？1912 年泰坦尼克号的沉没推动了进步。在那次悲剧之后，人们设计了一种用来侦测冰山的声呐仪，使用了基于蝙蝠回声定位的低频声波。经过进一步的改造，1942 年，奥地利医生卡尔·西奥多·杜西克利用超声波诊断脑部肿瘤，他将声波产生的振动转化为人体的图像切片。最后，通过改进苏格兰造船厂使用的金属探伤仪，超声波成为医生的重要工具。如今，蝙蝠可以帮助你在不插电的情况下为牙刷或手机充电。它还能帮你泊车，防止汽车被盗。因为蝙蝠和泰坦尼克号，我们才能看到尚未出世的孩子的脸庞。超声波还可以帮助我观察患者体内的血栓和感染，比如由新型冠状病毒引起的感染。如果我们发现了血栓，蝙蝠甚至可以帮助溶解它们。

德古拉和蝙蝠，哪个最先出现？“德古拉”的全名是弗拉德·德古拉，诞生于 500 多年前，但蝙蝠的出现比他早了 5 000 万年。布莱姆·斯托克在 1897 年讲的故事[1]确实巩固了
这两种黑夜生物之间的联系；然而，吸血鬼的传说起源于 16 141
世纪初的欧洲。在大瘟疫[2]期间，由于鼠疫感染经常导致人们口中滴血，关于吸血鬼的恐惧变得一发不可收。1832 年，达

1 指他在 1897 年出版的小说《德古拉》。

2 大瘟疫，指伦敦大瘟疫，是 1665 年至 1666 年间发生在英国的大规模传染病。该次流行病后来被确认为淋巴腺鼠疫，一种由鼠疫杆菌造成并以跳蚤为载体的细菌感染。

尔文在著名的小猎犬号航行中第一次目睹蝙蝠吸血。达尔文马不停蹄地走了 10 个小时，来到智利的科金博，有人在马肩中取出了一只被称为“吸血蝙蝠”的东西，然后达尔文把它画了下来。因此，蝙蝠是以吸血鬼命名的，而不是相反。

蝙蝠并不是真的吸我们的血，而是舔我们的血，这或许更加令人不安。蝙蝠用锋利的牙齿在动脉附近划一个小口子，随着血液从伤口中流出来，蝙蝠会像猫喝牛奶一样舔血。你不会发出尖叫声，因为当你被咬的时候，你几乎感觉不到疼痛。蝙蝠就像熟练的外科医生，直奔血管而去。这并不是因为它们很懂解剖学，而是因为它们利用了两眼之间的热感受器。根据这些原理研发的机器，可以改善从病人身上采血的过程。

蝙蝠在吸血前也会吐口水。我们的凝血系统能很好地防止我们流血致死，蝙蝠需要阻止这一过程，才能吃上一顿美味的餐食。在咬人后，它们会向伤口吐唾液，唾液中含有一种名字很神奇的物质，叫作“德古拉蛋白”。这种蛋白质能阻止我们最强大的凝血因子——凝血因子 IX 和凝血因子 X——形成通常能止血的堵塞物，确保蝙蝠能尽情享用自助餐。现在，数
142 百万人通过口服以德古拉蛋白为基础的药物来稀释血液，而不再使用华法林等需要密切监测的旧药。

我刚刚讲述了蝙蝠如何拯救你的生命，现在让我们前往莫罗纳河附近的阿丘雅村庄。莫罗纳河的水像豌豆泥一样绿，河道蜿蜒曲折，两岸丛林茂密，是秘鲁首都利马以北近 700 英里

处的社群扬昆提奇和翁昆原的家园。在这些部落中，经常有儿童死于人们所说的“巫术”。但真实的原因要严重得多。2016年，由于森林滥伐导致牲畜数量减少，吸血蝙蝠疯狂地在人类身上觅食，造成12名年仅8岁的幼童死亡。这些孩子并不是死于他们睡觉时被吸食的一茶匙血液，而是死于随后的狂犬病，这种狂犬病通过携带德古拉蛋白的唾液在蝙蝠与人类之间传播。

为了防止蝙蝠疫情恶化，人们尝试了两种策略。第一种，大量捕杀蝙蝠。这很难做到，而且会破坏脆弱的生态系统。保护感染狂犬病的舔血蝙蝠听起来不是一件好事，但它们对全球健康至关重要。蝙蝠吃苍蝇、飞蛾等昆虫，控制它们的数量。没有蝙蝠，农作物也很难生存。蝙蝠还帮助许多植物授粉和传播种子，这些物种是人类和这个偏远部落所必需的。第二种策略能够维持蝙蝠种群的规模，也是世界上许多地方正在努力实现的目标——广泛接种疫苗。

昨天，我仿佛回到了过去。经历了长达18个月的疫情， 143
在全副武装和充满悲伤的岁月之后，我所在的重症监护室又迎来了一批俯卧的病人。非常不幸，新型冠状病毒感染第三次大肆袭来。风险因素相似但又不同。第三波患者中的绝大多数仍然是肥胖、糖尿病和高血压患者，但他们还有——或者说恰恰是没有——一个特征，未接种疫苗。这是他们自己的选择。

许多人认定，一种鲜为人知的病毒，已经在一场大流行中造成数百万人死亡的病毒，其风险要低于一种专门研发、经灭菌处理、已有数百万人安全接种的疫苗。在工作中，一次又一次看到错误决策的后果，我很容易生气。我提醒自己，怒火要针对那些说谎的人，而不是受骗者。舔血蝙蝠能否帮助我们更好地部署疫苗，并在新型冠状病毒感染成为常态之前终止其蔓延？

科学家来到儿童死亡的秘鲁丛林。和脊髓灰质炎疫苗一
样，狂犬病疫苗可以口服。类似于许多社会性动物，蝙蝠也将
梳理作为建立关系的核心。科学家在疫苗中使用荧光染料，借
144 由吸血蝙蝠相互梳理的行为追踪疫苗传播。当蝙蝠亲吻、喂食
和用嘴清洁的时候，带染料的疫苗就会传播，它们会在夜晚发
光。多亏了这种密切接触，相较于无法传播的疫苗，口服式疫
苗和涂抹式疫苗能保护的蝙蝠数量可达此前的 3 倍之多，使它
们不感染狂犬病，从而避免人类的疾病和死亡。

密切的社交接触大大增加了新型冠状病毒的传播，但利用这种接触可能也是阻止它传播的关键。在新型冠状病毒感染等疾病中采用类似于蝙蝠狂犬病防治的技术，可能会挽救数百万人的生命。新冠感染的局部疫苗和口服疫苗正在研发中。肯尼亚的霍乱口服疫苗也采用了类似的策略——在 5 天内，志愿者挨家挨户地为大约 120 万人接种了疫苗。对疫苗犹豫不决的人，包括那些跳舞、接吻、参加派对的年轻人，可能尤其适合接种这种可以传播的疫苗。也许王子或公主的一个吻真的可以拯救你的生命。

即使蝙蝠不能阻止所有人感染新型冠状病毒，但它们的存在或许能帮助重症患者。大约 500 万年前，早期人类抬起目光，从地面直立起来，世界就发生了变化。尽管这一变化发生在大脑体积增大之前，但昂首挺胸的好处仍然是不确定的。一些人认为，气候变化改变了非洲的森林，导致寻找食物变得更加困难且费时。在树冠间距不断扩大的开阔地带，进化出能够自由使用手臂和手掌来抓取和携带食物的能力，或许有利于应对这种情况。直立对人类身体的影响非常巨大。它改变了骨盆 145
的形状，增加了分娩的难度和风险。它使我们的血压飙升，以便将血液输送到更高的大脑。它改变了关节的生物力学，使腰背痛和膝关节炎成为人们 50 岁以后的过渡仪式[1]。直立也改变了我们的每一次呼吸。

为什么肺结核主要影响肺的特定部位？多年来，这个问题一直是个谜。结核感染一开始就会攻击下肺叶，却能在上肺（尤其是右上肺）潜伏数十年。如果我们考虑一下蝙蝠的进化——它们没有进化成直立，而是进化成倒挂——这个谜题就能迎刃而解。

当我们吸气时，有更多的气体冲向肺底。太空中的实验表明，重力对肺底和肺顶的拉伸是不同的。这就是为什么肺结核最开始影响肺底：因为大多数微粒会降落在那里。

---

1 过渡仪式，用来表示人生中社会身份转变的仪式。

重力也会影响血液，减少流向肺顶的血流。由于氧气与血红蛋白的交换机制，血流减少会使肺顶的血氧水平增加 50%。右肺由于血管弯曲而容纳了更多的血液，进一步减少了血流，导致该区域的血氧水平更高。结核杆菌在富氧环境中茁壮成长，因此更偏爱右上肺。

146 这个百年谜题的解决之道再简单不过了。不需要太空旅行，只需要去看一看威尔士的洞穴。对于马和其他的四足动物，潜伏性肺结核位于肺部最靠近天空的部分。蝙蝠总是倒挂的，它们的潜伏性肺结核位于肺顶，活动性肺结核位于肺底——这与人类正好相反，符合重力在其中发挥作用的假设。了解这些基于动物姿势而发生的肺部变化，帮助我们在无意间发现一种新方法，来提高新型冠状病毒感染重症患者的血氧水平。

深秋时节，医院已经负重不堪，圣诞节将带来一份不受欢迎的礼物。一位同事在第一波疫情中提醒我，不存在什么“永恒的一天”。但令人悲伤的是，我们开始觉得自己生活在“土拨鼠之日”。[1] 在第一波疫情中，我们始终把和新型冠状病毒感染的战斗当成一场短跑比赛，如今，它变成了马拉松。不久之后，它又会变成一场终点线不断前移的超级马拉松。就在感染人数再次上升的时候，政府决定给全国民众办一场欢乐的聚

1 这里是指 1993 年的美国奇幻喜剧电影《土拨鼠之日》。这部电影讲述了一个人困在时间循环中，无止境地重复前一天的事情。

会，允许大部分地区的家庭在节日期间见面。格劳乔·马克斯是对的：圣诞节没有“理智条款”。[1]

遗憾的是，这样的错误决定不仅仅发生在圣诞节。当更加致命的第二波疫情席卷英国寒冬的时候，餐桌周围留下了许多空椅子。在大西洋彼岸，比尔回到了医院——他在同一家医院
接受了改变世界的癌症治疗。他的癌症没有复发，这一次，他 147
感染了新型冠状病毒。

我对2020年圣诞节最深刻的记忆，不是傍晚的消化不良，也不是忘记给孩子的礼物安装电池，而是蝙蝠。圣诞节那天，我走在重症监护室里，看不到病人的脸，因为他们全都倒着——或者说趴着。

了解蝙蝠体内的肺结核的模式，可以预测翻转身体如何改善新冠感染患者的血氧水平。由于生命支持机强行泵入空气，他们的肺后部出现瘢痕和淤血。翻转病人的身体可以让空气进入未受损的新区域。它改变了血液流动和空气进入的方式，使许多患者的血氧水平从极低升高到可以存活。这一经验来之不易。这项技术最早在20世纪70年代被描述，但直到2014年一项重要研究发表后才得到普及。这是可以理解的。从蝙蝠身上学到的经验很难直接应用到人类这样的大型哺乳动物身上。

1 出自1935年的经典喜剧电影《歌声俪影》，由马克斯兄弟主演。在英语中，“Sanity Clause”（理智条款）和“Santa Claus”（圣诞老人）发音相近。

然而，如果我们询问肯尼亚的猎场看守人，他们可能早在几十年前就会告诉我们。

你肯定不想睡在一头700千克的犀牛身边。它仰卧的时
148 候，身体组织的重量和呼吸道的形状会让它发出巨大的鼾声。这种声音很快就会变成沉默。因为犀牛已经死了。

纳米比亚的猎场看守人注意到，由于镇静剂的作用，以及在放牧栖息地之间长途跋涉，犀牛正在死亡。他们调来直升机加快转运速度，但仍然有许多犀牛死亡。一项简单的创新就能改变这一切。他们让犀牛侧卧在重型担架上，担架通过一根长绳与直升机相连。将绳子绑在犀牛的腿部，使它们倒挂在直升机下方，这改变了肺部扩张和血液流动的方式。犀牛不再死亡，猎场看守人知道医生不知道的事情。

我们一直关注着比尔这位癌症幸存者的经历。他因为感染新冠病毒而回到医院，血氧水平急剧下降。多年前，比尔因为患病太早而未能使用类固醇和免疫药物，这些药物可以治疗他的过度炎症。讽刺的是，在比尔感染新冠病毒几个月后，医生才证明完全相同的药物——类固醇和免疫药物托珠单抗——可以挽救新冠感染患者的生命。医生尝试通过各种方法提高他的血氧水平。他被翻转成不同的姿势，就像蝙蝠和犀牛那样。但还是不够。让我们前往炎夏的克罗地亚，去认识一种毛发随风飘扬的动物，它或许能帮上忙。

第十章　脸上的风

如果温度计的示数再升高一英寸，我们恐怕就要被烤熟 149
了。这里是克尔卡瀑布，水流从克罗地亚的岩石中奔腾而出，天气炎热难耐。在陡峭的山路上每走一步，脚下扬起尘土，水声轰鸣。蟋蟀在隐秘的地方高声鸣唱，我们寻找着忽隐忽现的树荫和薄纸般微弱的风。

爬到半山腰，一棵枯瘦的树下站着一名孤独的卖花妇人。稀疏的树枝在黄色的花朵上投下影子。今天没有人买花。天气越来越炎热，太阳晒得人偏头痛，但风景依然如此美丽。绿玻璃般的河水蓄养着静止不动的小鱼。燕子俯冲而下，掠过水面，然后转身飞向天空。一群声音优美的克罗地亚传统歌手，就像晒黑了的威尔士合唱团成员，鼓励T恤被汗浸透的游客迈向最后的山巅。人们像蚂蚁一样排成长队，只为抵达顶峰。而顶峰的景色果然不让人失望。

白色的激流倾泻成蓝色的深潭，令人顿觉清凉，景色也更加好看。我一不小心就爱上了这个炎热而美丽的地方。就在这时，它俯冲而下。

150 我成长于威尔士山谷的一个煤炭工业小镇。那里的生活模式非常舒适——上学，骑车，逛公园，周六晚上进城。如果不能用假身份证混进艾夫斯酒馆，那么剩下可去的地方就不多了。附近的电话亭是我们的慰藉。

电话亭里的一幅海报宣称，一种高价的电话查询服务可以解答任何问题。这就是我们那晚的娱乐活动了。在必问的“生命的意义是什么”之后，轮到我的朋友了。内森对偏门的冷知识有着惊人的记忆力。

“世界上最快的动物是什么？”他向还在逗我们开心的电话员提问。

问题似乎太简单了。肯定是猎豹吧？这大概是电话员给的回答，但内森完全不买账。

“不。错了！它只排第十一名！”他说。

“还有两次机会，答不对就退钱！”

“不，也不是狮子。它只排第十九名！最后一次机会！”

“哈哈！老鹰。接近了，它排第二，但是又错了！我们抓住你了。请把钱退给我们！”

这只是小镇上的一次小小胜利，但真正的答案让我回味了25年。答案就是游隼，在那个炎炎烈日我专程去看的那只鸟，它从哗哗流淌的克尔卡瀑布上空掠过。这种游隼可能会帮助比
151 尔——他脸朝下趴着，戴着氧气面罩，而这对他试图战胜的新

型冠状病毒感染没什么作用。

游隼（peregrine falcon）是一种北美隼，“peregrine”源于拉丁语中的“流浪者”一词，这是指它的迁徙模式。游隼是世界上速度最快的动物，俯冲时速可以达到 240 千米。虽然它速度最快，却无法称得上是飞得最高的动物，高度纪录属于兀鹫。

当你在 37 000 英尺的高空用塑料餐具吃着预先包装的食物时，你绝不可能想到会在飞机舷窗外看到一只鸟。然而，在这样的高度看到鸟类并不罕见。2014 年 5 月 19 日，一架商用货机飞行在印第安纳州 40 000 英尺的高空，它的挡风玻璃被鸟击中，这是有史以来最高的记录。在塔台录音中，这架波音 767 飞机的飞行员冷静地笑着说：“信不信由你，我们刚刚遭遇了一次鸟击。左侧挡风玻璃，但我们没事。挡风玻璃上有内脏，外层玻璃有裂痕。它肯定受了重伤。”

在这样的高度，大气中的氧气含量只有海平面的 1/5，能够获取氧气是非常了不起的。仅仅是吸入喷射气流中的微粒都有可能致命，就像巴里倒霉的燕麦饼干事件——正是这一事件引发了我对动物的痴迷。我经常在重症监护室里用光纤摄像机
深入肺部，从吸毒过量或车祸后牙齿断裂的患者体内取出食物 152
碎片。此刻，我们需要回答本书开头提出的问题：为什么鸟类不会被饼干、苍蝇或其他东西噎住？

因为鸟类的呼吸系统是同轴的。鸟类的呼吸不是只在一根管子里进进出出，而是绕来绕去。燕麦饼干的碎屑会先进去，

然后出来。即使它们被卡住了，鸟类肺部的多个气体交换区仍然能获取氧气。

这种循环呼吸系统胜过任何迪吉里杜管演奏者[1]，此外还有其他的优点。在这只1.2米长的兀鹫撞上飞机之前，它的血氧水平只比地面上的你低一点点。为了达到这一目标，它的血红蛋白与人类胎儿的类似，这种血红蛋白能够适应胎盘中的低血氧水平，从而促使氧气从低压空气中进入血液。鸟类的同轴呼吸系统也确保新鲜的空气不断流过新鲜的血液，血液已经准备好吸收珍贵的氧气。这就是为什么即使在40 000英尺的高空，兀鹫也能畅快地吸入一块燕麦饼干，而不会像巴里那样被送进重症监护室。

虽然我们不能将人类肺部的结构改造得像兀鹫的那样神奇，但可以从游隼240千米的俯冲时速中获得启示，造福像比尔这样的在生死之间徘徊的新型冠状病毒感染患者。

在我40多岁的时候，我的国际体育生涯已经过去了很久。
153 在一场几乎没有同龄人参加的比赛中代表自己的国家要容易得多。我的爱好是壁球——这是20世纪80年代的一项经典运动，上班族希望通过故意输给老板来获得晋升。我的球拍现在放在阁楼上，但我试图用其他的方式保持健康。

1 迪吉里杜管是一种源自澳大利亚原住民的管乐器，吹奏时需要采用循环换气法，即用鼻子吸气，用嘴巴吐气，使声音不因换气而中断。

自从加入 CrossFit[1] 健身计划以来，我学到了很多关于优化呼吸的知识。尤其是有一天，我在举重方面输给了一位 76 岁的女士——她做过两次髋关节置换术，还得过癌症。那次锻炼结束时，我用三种不同的姿势恢复镇定。回想一下你最近一次高强度跑步或训练的情景。结束时，你的手放在哪里？你做了什么？

最开始，我躺在地板上。然后，有人扶我站起来，于是我身体前倾，双手掌心撑在大腿上，手肘像鸡翅一样向外展开。我噘起嘴唇，长长地呼了一口气。几分钟后，我站直身体，双手摊开放在髋部附近。在接近瀑布的顶峰时，在进行最后的冲刺前，我也选择了相同的姿势。为什么？

“躺下”这个简单的动作从根本上改变了我肺部的气流和血流，提高了身体组织的供氧量，就像犀牛倒挂在绳子的一端。

用夹板固定胸部可以增加呼气结束时肺内的气量。这被称为功能余气量（FRC），它是一个氧气库，可以缓解肌肉的疼痛，甚至帮助危重病人生存。把双唇合在一起可以增加呼气结束时肺
部的压力，这种呼气末正压（PEEP）同样能改善气体交换。走 154
进急诊科，你会看到哮喘患者或慢性阻塞性肺病（COPD）患者使用这些姿势。他们通常会抵住床上的一张桌子，使劲地噘嘴。

有一些机器可以人为地诱导危重病人的肺部变化。在疫情期间，数百万人使用了持续气道正压通气（CPAP）机。研究表明，该机器可以减少对生命支持机的需求，并且有可能挽救

1 CrossFit 是一家美国的健身公司。

生命。为了满足不断增长的需求，从真空吸尘机到飞机制造等行业的工厂在 2020 年初迅速改变了生产线。

然而，这两种机器都需要紧贴脸部的面罩，这样的面罩让人很不舒服，难以忍受。它们会损害鼻子，妨碍进食、饮水和交流。目前有一种替代技术，经鼻高流量氧疗。该技术最早出现在 1985 年，不是用于人类，而是用于赛马。对于一匹脸部狭长、重达一吨的赛马，紧贴脸部的面罩显然不是一个好的选择。于是，人们引入了一种新的技术，可以防止运动引发的肺出血——这在精英赛马中很常见。大约 10 年后，这项技术才被广泛地应用于人类，虽然效果比不上持续气道正压通气机，但仍然可以帮助提高血氧水平。在鼻腔内快速推动空气，感觉就像是以两倍的速度跳伞，就像游隼那样。

但首先我需要忏悔。我在去巴厘岛的路上得到了素食启蒙，但是一年后我吃了培根。下面是原因。

155 两个姓辛格的人毁了我的圣诞节。第一位是默文·辛格教授，他是一位顶尖的研究者，曾评审我的博士论文。我花了三年时间试图解释败血症的免疫机制，我天真地以为，让这位世界级专家来考问我是再合适不过的。大错特错。答辩过程就像三个小时的《谁会成为百万富翁》[1]，只是没有锦囊，答对了没有奖金，

1 《谁会成为百万富翁》，英国的一档电视节目，参赛者需要回答多个四选一的选择题，全部答对就可以获得巨额奖金。参赛者在遇到难题时可以从三个锦囊中选择一个帮助答题，锦囊包括去掉两个错误答案、电话求助和现场求助。

而且没有标准答案。接下来的论文大修正好取代了圣诞蛋酒、电视重播和棋盘游戏这些圣诞节必备环节。虽然科学家可能不喜欢被批评，但科学的发展建立在错误答案之上。修正和推翻并不代表科学的溃败，恰恰证明科学在有效运转。这些新的节日安排最终使我的研究变得更好。默文·辛格教授是对的。

第二位辛格不只是毁了一个圣诞节，而是毁了我以后所有的圣诞节。墨尔本的彼得·辛格教授现年 70 多岁，满头白发，但眉毛粗犷浓密。他的父母是犹太人，从维也纳移民到墨尔本。他的母亲是医生，特别喜欢指导精神疾病患者；他的父亲喜欢咖啡，但听说“澳大利亚人不喝咖啡”，便开始做茶叶进口生意。为了扩大经营，他在 20 世纪 40 年代发表了一些杂志文章，解释如何正确地冲泡咖啡，甚至可能引发了一场革命，才让我现在能喝上馥芮白。

在成为医生之前，我在学习医疗法时阅读了彼得·辛格的 156
著作《实践伦理学》。不同于传统伦理学书籍中模糊的“也许”段落，辛格的书遵循了他的承诺——为困难的、实际的道德困境提供确定的答案。辛格的论点就像一首烦人的暑假歌曲，深深地埋在你的脑海里。它们就像思维蠕虫一样难以清除，因为它们保持着逻辑上的连贯性。

他在 1975 年出版了颠覆性的《动物解放》一书，正是这本书启发了我的论文《素食活体解剖者》。我认为，在非常有限的情况下，动物实验在道德上是可以接受的，但吃肉是不合理的。然而，我轻易地忘记了这个结论，或者至少接受了道德上的虚伪，直到15年后我前往巴厘岛。

辛格从小就养宠物。在大学时，一个在学校工作的人给了他一只实验室大鼠。它被命名为“Ratatouille”[1]——当时还没有那部迪士尼电影——它会爬到辛格的毛衣里面，坐在他的肩膀上。与加拿大学生理查德·克申的一次午餐改变了辛格的生活，后来改变了数百万人的午餐。克申现在是卡普顿大学的教授，当时他选择吃沙拉，因为意大利面酱中含有肉。接下来的谈话意味着意大利面酱是辛格最后吃过的肉食。

辛格提倡素食主义的原因有很多，但最主要的论点是避免能感受疼痛的动物遭受痛苦。

157 “痛苦就是痛苦，”他理性而冷静地对我说，“防止不必要的痛苦和折磨，其重要性不会因为承受者不是人类而降低。”

他认为，任何与之相反的理由都不过是物种歧视。种族歧视、性别歧视、年龄歧视或任何歧视都是基于无关特征的不公正偏见。在对待非人类动物时，只关注它们的物种，而忽略它们感受痛苦的能力，这也是一种不公正偏见。

避免疼痛是应该避免食用动物的根本原因，但理由还有很多。动物肉类生产是最浪费资源的食物生产方式。即便是效率最高的鸡，也需要投入9卡路里的饲料才能得到1卡路里的产

---

1 这个词源自法国的一道特色菜肴普罗旺斯杂烩（ratatouille）。2007年迪士尼的动画电影《美食总动员》（*Ratatouille*）借用了相同的名字，电影的主角是一只老鼠（rat）。

出。这意味着需要 9 倍的水、土地、饲料和杀虫剂。红肉[1]生产的资源浪费更加严重。这甚至还没有考虑运输链、饲料生产和屠宰场机械。肉类生产对全球气候变化贡献了接近 15% 的排放量，动物粪便也会对自然环境产生极大的影响，比如工业化的肉类生产厂附近的河流导致了没有任何生物生存的死亡地带。

许多完全健康的农场动物一生中每天都要服用抗生素，这就是为什么动物肉类生产占抗生素使用总量的 70% 以上。鉴于世界卫生组织已经将抗生素耐药性描述为“现代医学的终结”和“全世界最大的威胁”，仅这一点就足以让我们改变方向。

尽管如此，人类对动物肉的需求每年都在增长。如果维持 158
目前的趋势，到 2050 年，人类所需的肉类产量将增加 1 倍以上。哦，顺便说一下，动物肉类生产是最有可能引发下一次大流行病的。拜托，千万不要出现新型冠状病毒感染 2.0 了。

就这样，彼得 · 辛格毁掉了我此后的圣诞节。对此我非常感激。我希望在生活中与动物互动，而不是仅仅因为它们味道好就将它们端上餐桌。但我还是吃了一个培根三明治。

那是漫长的一天的结束，3 个不到 40 岁的病人在同一次轮班中死于新型冠状病毒感染。他们的孩子见到了自己的爸爸妈妈，握着他们的手说“再见”和“我爱你”。也许那份培根

1 红肉是营养学名词，指在烹饪前呈红色的肉，比如牛肉、猪肉、羊肉、鹿肉、兔肉；与之相对应的是白肉，比如鸡肉和鱼肉。

是通往过去的拐杖，通往我的过去，没有新冠病毒的过去。也许只是因为它很美味，而我那天看到了太多的人世痛苦，让我对动物的痛苦视而不见。但这没有关系。我不是道德上的超级英雄。我在生活中做过一些我并不感到骄傲的事情，做过一些我不会告诉孩子的事情。我曾有表现不好的时候，但这也没有关系，我们都有这样的时候。

关键是明年这样的时候要比今年少。购买肉类替代品的人，90% 以上不是素食主义者，而是肉食减量者，他们感受到了气候变化、道德和动物痛苦的压力。但他们也不是道德上的超级英雄，他们只是尽力而为。如果我去朋友家，而他们做了牛排，我会选择吃。但由于辛格的思维蠕虫，我的默认立场是吃蘑菇而不吃肉，选择动物的快乐而不是痛苦，追求一个更安全而不是更美味的世界。

159 我们即将看到肉类替代品变得更加便宜，而且和动物肉一样美味。甚至主要的肉类生产商也会说：“如果不使用动物就可以生产肉，何乐而不为呢？”而且，即使不考虑道德论证，植物蛋白或实验室培殖蛋白也可能更便宜、更优质、更安全。

我希望在这本书中生动地呈现动物，改变你对它们的印象：不要把它们看成一个物种或非人类的动物，而是把它们看成与我们生活在一起的生命。不要把医学看成兽医学或人类医学，而是看成同一种医学。现在让我们回到游隼。

在克尔卡瀑布的高处，一只孤独的鸟俯瞰着正在游泳、吃冰淇淋的游客，然后转身飞向天空。它用激光视觉发现了一只低空盘旋的乌鸫。于是游隼开始俯冲。只需要几秒钟，它的时速就能从 0 加速到 240 千米。它承受的力量相当于重力加速度的 15 倍——这一数值是战斗机飞行员的 2 倍。空气从它的脸上快速掠过，那感觉就像你从正在起飞的巨型喷气式飞机的窗户把头伸出去。快速掠过的空气进一步打开了游隼的肺，增加了呼气末正压，在它冲向地面时增加了组织中的氧气。这股空气本应该损伤它的眼睛、耳朵和肺，但并没有。为什么会这样？

1985 年，一种用于马的新机器被研发出来。为了防止紧贴脸部的面罩造成的伤害，这种新的经鼻高流量氧疗技术开始应用于人类，它每分钟向鼻子喷入 60 升富含氧气的空气。类
似于游隼的俯冲，它增加了病人呼吸道的压力，改善了肺部的 160
力学，增加了呼气末正压，提高了血氧水平。它起作用了，但问题也出现了。病人会出现角膜受损、鼻孔结痂出血和严重耳鸣。如果气流过大，它甚至会造成更严重的肺部损伤。如果我们知道游隼如何应对吹在脸上的风，我们就能预测到这一点。

当游隼俯冲到中途时，它鼻子里的一些柔软的组织间桥就会扩张，防止肺部损伤。我们现在知道，为了避免肺部损伤，需要小心地调节输送给病人的瞬时流量。如果你能放大观察俯冲时的游隼的眼睛，会发现它像跳伞运动员一样戴着清澈的护目镜，不是塑料做的，而是半透明的瞬膜，这种瞬膜使它的角膜具有追捕猎物的激光视觉。在医院，我们现在使用护目镜和

眼部凝胶来防止角膜损伤。当游隼俯冲到最快速度时，它的耳朵会像挡风玻璃一样弯曲起来，它的嘴巴通过加湿使冲进来的空气过饱和。我们现在为病人提供耳塞，并在呼吸机中进行超声波加湿，从而防止口腔结痂。我们吸取了惨痛的教训。

无论是否有意，我们都会留下一份遗产。下村脩的萤火虫和水母，变成了日本礼品店里作为纪念品出售的毛茸茸的章鱼玩具。2013 年，下村脩第二次看到了 1945 年广岛爆炸时 B-29
161 轰炸机扔下的白色降落伞。此时的他不再是中学生，而是一位老人，降落伞出现在新墨西哥州洛斯阿拉莫斯的博物馆里——原子弹就是在那里研发的。

下村脩的儿子在洛斯阿拉莫斯工作，是一名计算机程序员。他邀请父亲向一群特邀的听众发表演讲，讲述自己获得诺贝尔奖的经历。下村脩在大楼里对着拥挤的人群发表演讲——而那种设计用来杀死他的技术，正是在这栋大楼里研发的。在发表演讲之前，下村脩摸了摸烧焦的降落伞材料，上面原本有记录设备，用来记录近 70 年前他亲历的爆炸。他在演讲结束时说，关键在于“无法预料的事件和环境、科学研究、人，以及通向不可思议的结果的机缘”。

其中一个“不可思议的结果”就是比尔，一名在古巴导弹危机期间负责防止另一场核战争的士兵。历史的长手从下村脩肩上伸到了比尔身上，给了他第二次生命。这一切都要感谢发光动物和免疫疗法在他体内引发了一场战争。比尔所在的海军陆战团的座右铭是“战斗之王”。但所有的战斗都会结束，所有的王都会传承他的王冠。

新型冠状病毒感染给数百万人留下了遗产，包括像我这样的医疗工作者。我们经历了艰难的时刻，经历了团队协作，也经历了喜悦和失落。许多医护人员，包括我，不仅经历了出生的那天，也经历了明白自己为何出生的那天。

2020 年 1 月 31 日，75 岁的比尔·路德维格死于新型冠状 162
病毒感染，就在 10 年前他接受突破性的癌症治疗的同一家医院。他的追悼会因疫情防控措施而受到限制，但人们将捐款送往细胞免疫治疗中心。下村脩和比尔改变了仍然处在生活中的世界。即使在他们去世以后，他们的手指在医学海洋中激起的涟漪，也仍然在不断地扩散，冲刷着我们所有人。

海　洋

真是荒谬啊，把这个明显是海洋的行星称为地球。

——阿瑟·C. 克拉克

第十一章　亲吻青蛙如何拯救你的生命

作为一个 10 年前已经死了的人，卡斯珀看起来很健康。他 165
25 岁左右，深色的圆领 T 恤，修剪整齐的胡须，身后简单的松木架子上放着一辆迷你自行车和一台马歇尔牌扬声器。他脸上带着亲切的微笑，用优美的丹麦嗓音给我讲了一个令人吃惊的故事。

“10 年前的我和现在很不一样。”他说。

“不仅更加年轻，而且更加死亡！”我回答道，希望没有误解他的幽默感。

有 7 个孩子在一次学校旅行事故后从结冰的湖里被捞上来，卡斯珀就是其中之一。在到达医院之前，所有孩子都已经死亡 2 个多小时。然而，多亏了青蛙、鱼、鲸鱼和蜥蜴，卡斯珀和他的朋友都活了下来。过了这么长时间，医学真的能逆转死亡吗?

卡斯珀的复活之旅从一个寒冷 2 月的早晨开始。2 名老师带
着 13 个孩子，前往哥本哈根以南 1 小时车程的冰封的普拉斯托 166
峡湾，希望打破学校的一项龙舟纪录。许多学生本来不想去，但

他们更不想参加 8 000 米长跑。当他们距离海岸只剩下 2 000 米的时候，一股北极风将这艘纤细的黄色龙舟吹进了结冰的水域。

由于没有无线电通信，救援遥不可及。在 2 摄氏度的海水中，在肌肉变得僵硬之前，5 个孩子成功地从恐惧之地游到了岸边。卡斯珀的朋友、16 岁的凯瑟琳被发现在附近的森林里徘徊，不知所措，体温过低，浑身湿漉漉的。很快，小镇上聚集了 2 架直升机、12 辆救护车、海岸警卫船和渔船。卡斯珀不会游泳，他到不了岸边。

渔民找到了 2 个男孩，海岸警卫队发现了 2 个女孩。3 个孩子抓住一块浮冰漂了 1 个小时，之后被直升机救了上来。7 个孩子都冻僵了，他们没有心跳。救护车打电话给医院说，7 个孩子都死了。

当我们还是医学生的时候，我们学到的关于复苏的第一件事情是："直到你复温并死亡，你才算真的死了。"人们很早就知道，严重的低体温不仅可以模拟死亡，也可以保护身体不受心脏骤停的影响。

耶稣可能是一生中至少经历过一次低体温的最知名人
167 物。澳大利亚研究人员指出，耶稣还是婴儿时赤身裸体地躺在冬天的马槽里，他一定会感到极度寒冷。[1] 12 月 25 日，拿

1 Koh, T. & Koh, M. R., 'A chilling thought for Christmas 2004: might the newborn Christ have been hypothermic?', *The Medical Journal of Australia*, 181, 680–681 (2004).——原书注

撒勒[1]的气温大约是7摄氏度。虽然是基于事件后数百年的二手资料，但通过回顾伦敦国家美术馆的古典大师[2]的画作，研究人员发现，画中的耶稣几乎都是赤身裸体或衣着暴露的。乳香、黄金和没药都不能使他保暖。低体温也帮助了其他像耶稣一样死而复生的人。

安妮·格林是生活在牛津的22岁的女仆，她怀了主人孙子的孩子，却一直保密。婴儿在早产后死亡，由于担心被惩罚，她把死去的孩子藏了起来。1650年12月14日，天气非常寒冷，安妮·格林因犯谋杀罪在牛津牛场[3]被当众处以绞刑。在图片中，安妮的家人拉着她的脚，希望尽快结束她的痛苦。然后绳子被砍断，她的尸体被装进棺材，送到牛津大学著名医生托马斯·威利斯的实验室。

几个小时后，棺材打开，安妮·格林还在呼吸。威利斯的团队使用了一些医疗技术帮助病人复苏，包括往喉咙里灌热酒、烟草烟雾灌肠、放血，以及用羽毛刺激她的喉咙。在温暖

---

1 据《圣经》记载，耶稣的父母原本住在拿撒勒（今以色列），但由于当时的人口普查，他们前往伯利恒（今巴勒斯坦），并在马厩中产下耶稣，然后放在马槽里。因此这里的“拿撒勒”应该是“伯利恒”之误。几位来自东方的博士通过星象看到了耶稣的诞生，便来到伯利恒，给耶稣献上乳香、黄金和没药这三种礼物。

2 古典大师，指从文艺复兴到19世纪之前的最杰出的欧洲画家，他们通常拥有卓越的技艺。

3 原文是“Oxford Cattle Yard”，这个地点实际上并不存在，但确实有不少文章将安妮·格林的行刑地点写成“Oxford Cattle Yard”，这应该是以讹传讹的结果（本书作者可能也是这样被迷惑的）。安妮·格林实际被处以绞刑的地点是“Oxford Castle”，即牛津城堡。

168 的床上躺了12小时后，安妮开始说话。24小时后，安妮开始自由地回答问题。法庭决定赦免她的死刑，她后来结婚生子，又活了15年。

在第十二章中，我们将看到通常能在冰冷环境中存活下来的动物，这暗示了人类如何延长自己的生命。但是，为了让冻僵的小卡斯珀有机会活下来，医生需要帮助他呼吸——像青蛙一样呼吸。

在新型冠状病毒感染大流行期间，电视新闻中充满了依赖生命支持机的患者。这些设备有助于将富氧空气推入衰竭的肺部，希望能用时间来治愈。在600万年的人类进化史中，只有在过去的70年里，人类的肺才会以这种新奇的方式呼吸。

现在请你深吸一口气，感受横膈膜向下推动，同时肋间肌收缩，向上和向外拉动肋骨。两者协同作用，在你的弹性肺部和胸廓之间的各层产生负压。这种压力被传递到体内的5亿个小肺泡，从而让你吸入空气。这就是空气化为呼吸的时刻，即利用负压使你的肺部膨胀。

在我的第一本书《重症监护室的故事》中，我讲述了一个12岁女孩薇薇的故事，她在1952年哥本哈根脊髓灰质炎暴发期间成为世界上第一个重症监护室病人。由于无法自主呼吸，
169 医生在她的颈部切开一个小口。然后，医学生挤压一个连接她气管的橡胶袋，让她通过相反的方式呼吸——利用正压将空气挤压到肺部——从而保住薇薇的性命。

在薇薇接受治疗后，人类已经了解了这种新的呼吸技巧对肺部的影响。生命支持机可以治疗包括新型冠状病毒感染在内的疾病，拯救患者的生命，但如果使用不当，“生命支持机”就可能变成“死亡供应机”。在刚接受医疗培训的时候，我见过病人死于这种新的呼吸方法的副作用。人类肺部的构造无法承受这些力。由于正压导致的组织剪切，肺部脆弱的内膜会破裂、断裂、肿胀、留疤。小肺泡破裂，使空气从心脏周围溢出，进入我们的皮肤，甚至导致脸部浮肿。为了防止过量的空气积聚从而挤压心脏、导致死亡，我已经插入过无数根塑料管。

但巴西的水蛙、非洲的蜥蜴，甚至我的狗切斯特，知道如何安全地使用生命支持机。这些动物使用正压呼吸已经超过 4 亿年。他们都会帮助卡斯珀。

卡斯珀冻僵的、没有心跳的身体刚被送进医院，医生们就做了一个关键的决定。他们决定，直到他复温并死亡，他才算真的死了。他们决定，直到他们复温并死亡，所有送入急诊室的 7 个孩子才算真的死了。这将是漫长的一天。整个医院开始了一段不平凡的旅程，让孩子们的血液和身体安全地温暖起 170
来，也就是缓慢地温暖起来。如果想让卡斯珀和他的朋友活下来，第一步就是保护好他们的肺。

医生将一根中指那么粗的柔软塑料管穿过卡斯珀的声带，插入他的气管。这根塑料管连接着一台生命支持机，将加压的富氧空气泵入卡斯珀的肺部。与此同时，随着气体进出的节奏，卡斯珀的胸部开始起伏。这是卡斯珀的肺第一次用正压而不是负压的方式呼吸。

卡斯珀的医疗团队知道呼吸机可能造成的伤害。他们参与的研究表明，预防伤害的关键是控制呼吸量，平均每个人每次仅呼吸 400 毫升，相当于一罐啤酒的容量。这将减少肺部拉伸造成的伤害，有助于控制气压。这样，卡斯珀和他的朋友就能够安全地依靠生命支持机维持很多天，而他们的肺部不会在血液缓慢升温时分崩离析。

医疗团队没有意识到，他们借用了古老动物和偏远丛林部落的智慧，才给了卡斯珀第二次生命。

在医学院读到一半的时候，医学生有 6 周的时间可以离开校园，去学习他们自己选择的课题。在我的那个年级，有些人
171 自愿进入卡迪夫戒备森严的监狱，跟随监狱医生实习。还有些人在狂风暴雨的威尔士山区研究野外医学。而我每晚都在一家酒吧工作到上午上课之前，攒够了去巴西的钱。在巴西科帕卡巴纳海滩旁由修女经营的慈善医院里，我与 HIV 阳性的性工作者和吸毒者共处。我还遇到了一些非凡的“角色”，包括一只豌豆大小的小巴西金蛙。

我们的见面耗费了 4 个多小时，我从里约出发，与来自世界各地的陌生人同行，先是乘坐一辆颠簸的公共汽车，再乘坐一艘更加颠簸的船。晕船的我睁开眼睛，看到了这样的景色：丛林覆盖的山丘俯视着宛如滑石粉般细腻的沙滩，前方就是碧蓝

的大海。我们来到了格兰德岛，一座有着丑陋历史的美丽岛屿。

格兰德岛最初是奴隶贸易港口，19 世纪末成为运送欧洲移民的船只的检疫岛，再后来建立了有“恶魔熔炉”之称的监狱，里面关押着巴西最危险的罪犯。巴西最强大的黑帮之一“红色指令”正是在这座偏远岛屿上成立的。1994 年，该监狱关闭。

我们这群新结交的旅友沿着蜿蜒的丛林小径跋涉了 3 个小时，在各种各样的奇怪声音中来到了白沙碧海的洛佩斯门德斯海滩。虽然（或者说因为）没有酒吧，没有餐馆，也没有日光躺椅，但是（所以）它经常在 2 000 多个海滩中脱颖而出，赢得“巴西最美海滩”称号。我徒步返回旅社，一杯卡琵莉亚鸡尾酒帮我补充了水分，这时医学院感觉就像在 100 万英里之外。好吧，我觉得至少超过了 5 000 英里。就在这时，一只豌 172
豆大小的小蛙轻若无物地跳到我的左脚上。经过大胆地猜测，我询问巴西裔的酒吧服务员，这是不是我在公共汽车上读到的巴西金蛙？

“是的。”她似笑非笑地回答说。

“这就是为什么这个地方叫‘金蛙旅社’。”

虽然很小，但这种金蛙非常有攻击性。雄蛙有时会用舌头拔掉竞争者的生殖器。虽然它无法匹敌我的登山鞋，但是当它巨大的嘴巴随着呼吸而扩张和收缩的时候，我还是密切关注着它嘴巴下面的区域。

和其他同类的两栖动物一样，巴西金蛙有三种吸收氧气和排出二氧化碳的方法。在水下时，它们薄薄的皮肤就像一个外部肺。它们的嘴巴里也有一层可渗透的膜，气体交换可以在这里发生。但巴西金蛙最主要的呼吸机制与卡斯珀使用的那种生命支持机异曲同工。

和人类一样，青蛙首先通过鼻孔吸入空气，这会使它下颌的柔软区域膨胀并充满空气，形成典型的气球状鼓起。青蛙没有强大的横膈膜，所以这些气体无法被吸入肺部。相反，随着气管打开，它们的嘴部肌肉会收缩，迫使空气在正压的作用下进入肺部。我脚上的那只小小的巴西金蛙，它像依靠生命支持机维持呼吸的病人那样呼吸——就像卡斯珀那样。

173 青蛙可以给重症监护室的教授上几节课。人类的肺只能适应负压通气，但青蛙不同，它们已花费数百万年的时间完善自己的技巧。科学家最近研究了数千名使用生命支持机的人类，青蛙的气流类型和呼吸量与科学家的研究结果完全吻合。

青蛙呼吸时的空气量相当于人类的神奇数字 400 毫升（按照体型比例）。而且，青蛙用于驱动空气的气流模式类似于价值数百万英镑的现代生命支持机。青蛙呼吸法甚至被用于薇薇这样的脊髓灰质炎幸存者，当他们的横膈膜仍然虚弱时，青蛙呼吸法可以为他们的肺部提供额外的动力。

照顾卡斯珀的医生根据青蛙的原始比例，仔细计算了生命支持机应该提供的呼吸量。随着卡斯珀的胸部起伏，明亮的监护仪所显示的气流模式与我脚上小小的金蛙完全相同。卡斯珀仿佛在亲吻一只青蛙，用恰到好处的空气量来拯救自己的生命。

能拯救生命的并非只有青蛙的亲吻。对于许多严重的肺部
疾病患者，即使通过生命支持机吸入 100% 的氧气，可能也无
济于事。在疫情期间异常繁忙的夜班中，病人的血氧水平经常
骤降到 70% 以下，比一些无氧登顶珠穆朗玛峰的登山者的血 174
氧水平还要低。这就好比乘坐一架剧烈颠簸的飞机，并且经历
了机舱的突然减压。我们要在几分钟之内想出新的方法，让这
些病人活下来。幸好有狗和蜥蜴帮忙。

我冲到病人的床边，按下生命支持机的按钮，尝试用不同的方法为他们的肺充气。我将使用一种在 1987 年开发的新颖的呼吸方法，气道压力释放通气（APRV）。你可以自己试一试。现在深吸一口气，然后长长地大笑或者大哭。你会发现，在第一次吸气之后，你的每一次笑或者哭都会伴随着快速而短促的呼吸，让空气进出肺部。恭喜你，你刚刚激活了 APRV 模式，而不需要像医生那样，通常要花几个月的时间培训学习。即便是感染新型冠状病毒的重症患者，也可以通过这种方法提高血氧水平。

但是，不要太骄傲——贝都因人的刺尾飞蜥比你领先了大约 2.2 亿年，远远早于新型冠状病毒感染导致的边界封锁和思想封闭。为了应对干燥和风沙的环境，刺尾飞蜥周期性地使用这种呼吸方式，否则它们的血氧水平会像医院夜间的病人那样下降。

我承诺过我要在每一本书里都提到我的狗切斯特。值得庆幸的是，在这里，狗真的能帮助我们。最后一种我偶尔会在夜
175 晚使用的机器是高频振荡器。这种嘈杂笨重的设备是 20 世纪 70 年代开发的，用于治疗早产儿，但也可以用于重症成人患者。如果你站在重金属音乐会的舞台附近，你就能明白它的工作原理。它就像一台大功率扬声器，里面有一片快速振动的柔软膜片，可以向肺部发射冲击波。冲击波使空气震荡或摇晃，从而提高一些人的血氧水平。但如果使用不当，机器容易爆炸，显然无助于治疗。

这台设备完全模仿了切斯特每天都会做的事情——而它不需要成为训练有素的医生，也不必冒着爆炸的风险。每次切斯特把球弄丢在高高的草丛里，它就会坐在那边喘气，同时用渴望的眼神望着我们。它的喘气主要用于散热，但也能通过与振荡器相同的物理原理增加血液中的氧气。我很难记住我在机器上输入的初始参数，尤其是在深夜，但切斯特对这些参数了如指掌。它喘气的频率与我为病人设置的频率完全相同——5 赫兹，也就是每分钟呼吸 300 次。

值得庆幸的是，卡斯珀不需要会爆炸的机器，也不需要像蜥蜴那样呼吸。他只需要像青蛙那样呼吸，从而保护自己的肺。但是，插在他声带之间的塑料管需要长时间保持原位，而且不能引发卡斯珀的咳嗽。为了弄清楚这一点是如何做到的——无论是对于卡斯珀还是全球各地的重症监护室患者——让我们穿越南美洲，从巴西金蛙的栖息地动身前往厄瓜多尔，

看一看那里的金色箭毒蛙，一种你绝对不想亲吻的青蛙。

在喧嚣混乱的巴拿马城的东南方 50 英里处，有一片占地 176
100 万英亩的热带雨林，几乎没有受到森林滥伐的影响。这里有盘根错节的红树林沼泽和浓密的绿色树冠，是树懒、猴子、鹦鹉和避世隐居的乔克托部族的家园，这个部族以大家庭为单位聚居在这里。乘坐独木舟，沿着桑布河到达这里，你首先会看到高大的干栏式建筑，屋顶是茂密的茅草。西班牙探险家于 1511 年首次接触乔克托人。他们从脚踝到嘴巴都只涂着用哈瓜种子制成的黑色颜料。他们吃大量的大蕉、香蕉、椰子、芒果、番石榴和可可，但缺少优质的蛋白质摄入。大部分蛋白质来自貘和鳄鱼等危险动物。然而，最危险的动物——金色箭毒蛙——也是他们的生存关键。

金色箭毒蛙身长 5 厘米，色彩明亮，闪耀着金绿色的金属光泽，它的皮肤会分泌一种强效的毒素。每只金色箭毒蛙可以杀死 20 个人类或一头大象。1 克毒素可以导致 15 000 人死亡。箭毒蛙碱会攻击神经细胞中的钠离子通道，使肌肉完全麻痹。1971 年，探险家首次分析了这种化学物质——他们在乔克托部族的帮助下捕获了数百只金色箭毒蛙，并剥下了它们的皮。这些探险家戴上了手套、护目镜和面罩，但他们的探险犬因为在毒素污染的垃圾中觅食而丧生。

在化学分析之前，世世代代乔克托人早已知道这种毒素的
威力。狩猎队会使用带毒头的飞镖——制作方法是用树叶和树 177

枝夹住金色箭毒蛙，然后用飞镖轻轻摩擦它的背部。飞镖上有可容纳毒素的螺旋槽，发射飞镖的吹管由树脂黏合的两截棕榈木制成。由于一枚飞镖就能瞬间麻痹动物的所有肌肉，因此猎人可以安全地远距离猎杀体型巨大的鳄鱼。

这种蛙毒在现代医疗中发挥了重要的作用，促成了肌肉松弛剂、心脏兴奋剂和麻醉剂的研发。与之相关的化合物箭毒在 19 世纪被用来治疗破伤风痉挛。1942 年，在纽约工作的委内瑞拉麻醉师帕斯夸尔·斯坎诺内率先使用类似于毒蛙毒素的肌肉松弛剂，将一根柔软的塑料管穿过需要手术的病人的声带。

得益于科学的进步，同类的药物被注射到卡斯珀冰冷的静脉中。塑料管安全地插入他的肺部，并且保持了很多天。他的肌肉无力地耷拉着，像被毒镖击中的鳄鱼一样无法活动。多亏了另一只青蛙的亲吻，生命支持机能够提供恰到好处的呼吸量。

几十年后，在我工作的医院里，同样的肌肉麻痹药物在一次夜班时几乎用完了。重症监护室里拥入了大量趴着的新型冠状病毒感染患者。多亏了青蛙，他们得到了恰到好处的呼吸
178 量；有时候他们也像蜥蜴和狗一样呼吸。但是病人太多，医护人员太少。我不确定是否所有人都能看到明天的日出，但所有人齐心协力。在封城初期，团结精神遍布各处。但现在，员工休息区的电视播放的新闻闪烁着分裂的伤痕，而不是团结的融

洽。医院和社区的日常压力就像一顶筛选混蛋的分院帽[1]——你以为是朋友的人变得空洞、疏远或不可靠，而另一些人却给予你无限的希望、感激和支持。是令人惊叹的动物支撑着我们为病人的生存而战，但在那些至暗时刻，令人惊叹的是人性。我常常在想，即使人类作为个体是丑陋的，但人性依然闪耀着惊人的光辉。

1 分院帽是小说《哈利·波特》中的虚构魔法物品。

第十二章　冷若冰霜

179 卡斯珀躺在急诊室里，身体冰冷，没有任何生命迹象。他的肺部还插着塑料管，塑料管连接着生命支持机，但他的血氧水平仍然很低，体温更低。卡斯珀的肌肉因寒冷而僵硬，尤其是在注射了肌肉麻痹药物之后。医生们一致认为，直到七个冻僵的孩子复温并死亡，他们才会被宣布死亡。但这似乎不可能。湖水灌满了他们的肺，他们不可能只靠生命支持机活下来。

在哥本哈根那悲惨的一天，为了卡斯珀的未来，医生需要回望深邃的过去——三亿年前的过去。现代鱼类和爬行动物的祖先就是在那时从沼泽和水下登陆，它们开始呼吸气体，而不是呼吸液体。现在，卡斯珀需要连续几天屏住呼吸。氧气不再经过他的肺部，而是直接补充到血液中，就像几百万年前的鱼类一样。冰鱼知道该怎么做。

180 1775 年，库克船长第二次航海归来后，一种鱼的故事开始传播，据说它的血液冰冷、苍凉。酒馆里的水手讲述着捕鲸船抓到的透明的鱼，透过头骨和鳞片可以看到它的大脑。不同于许多夸大的传说，当地球上最偏远的岛屿被发现时，这些故事也成为现实。

小小的布韦岛是一块冰雪覆盖的岩石，是辽阔的南大西洋的一粒灰尘，位于南美洲以东 3 000 英里处。挪威在 1927 年宣布对该岛拥有主权，挪威生物学家迪特勒夫·吕斯塔留在岛上，并捕获了一种与众不同的鱼。大大的眼睛，长而突出的颚，口中长满了牙齿。这种鱼极其苍白，完全透明，像个幽灵。吕斯塔称之为“白鳄鱼”。他在笔记本中写道，切开以后，它的组织充满了无色的血液。科学家又花了 26 年的时间，才弄明白这种鱼是如何在没有红色血液的情况下生存的。

冰鱼的血液非常稀薄，只有 1% 的体积由细胞构成。相比之下，人类血液中大约 45% 是白细胞和红细胞的混合物——白细胞负责免疫，红细胞携带氧气。而冰鱼血液中 1% 的细胞甚至不携带氧气。这些怪鱼的血管里似乎流淌着冰水。

冰鱼生活在南极海陆架底部的深海中，关于它的第一个谜团就是它为什么不会冻死。在 100 米深的海底，这些 2 英尺长的史前生物四周都是强大的压力和超冷的海水，温度在零下 2 摄氏度到 2 摄氏度之间。我们现在知道，它们血管中的血液含有抗冻蛋白，可以防止形成冰晶，这样就不会损伤器官。仅凭 181
这一点，需要器官移植的病人就能从中获得巨大的好处。但这不能解释冰鱼如何在没有红细胞的情况下使用氧气——红细胞对于携带生命气体而言是必需的。

并非只有冰鱼拥有不同颜色的血液。昆虫和甲壳动物使用血蓝蛋白携带氧气——血蓝蛋白是一种蓝色的铜基色素。一些蠕虫使用紫色的血紫蛋白，另一些蠕虫则使用绿色的血绿蛋白。不同的颜色代表了携带氧气的蛋白质毯子包裹着不同的元素。我们常常忘记，在血细胞中加入金属元素是一件多么奇怪的事情。物理学家卡尔·萨根说得很好："我们DNA中的氮、我们牙齿中的钙、我们血液中的铁、我们吃的苹果派中的碳，都是在坍缩恒星的内部形成的。我们都是星尘之子。"[1]

这些"星尘"可能很危险。血红蛋白是人类携带氧气的含铁化合物，暴露在空气中时就成了一种微小的活性物质。它的毒性很强，以至于我们的肝脏会制造一种蛋白质来中和破裂细胞中逸出的血红蛋白。血红蛋白会抑制包括一氧化氮在内的化学信使，减少流经器官的血液，甚至会阻塞肾脏。因此，它通常被安全地包装在红细胞中。

182 缺少有毒的星尘分子，对生命来说也有好处。但地球上有五万种脊椎动物，冰鱼是唯一一种没有血红蛋白和红细胞的。它如何生存呢？为什么了解这种奇怪的动物可以帮助病人？比

1 Sagan, C., *The Cosmic Connection: An Extraterrestrial Perspective*, pp. 189, 190, Anchor Press/Doubleday, Garden City, New York, 1973.——原书注

如卡斯珀和克里斯·莱蒙斯这样的病人——克里斯是一名深海潜水员，被困在没有光、没有热量，也没有氧气的北海海底。

在漆黑的北海，距离陆地 130 英里的地方，一群特别的人正在做着伟大的事。他们是站在地面的宇航员，正在探索地球的深处。克里斯·莱蒙斯就是其中之一。他是一名深海饱和潜水员，一生都在修理我们大多数人都不知道的管道。

克里斯最开始并没有打算成为一名专业的水下作业员。20 多岁时，他偶然在一艘潜水船上得到了一份暑期工作，从此便参与世界上最大的商业水下管道的工作之中。沉入海底的过程会彻底改变人的身体，惊人的压力迫使气体溶解到血液中。就像一瓶香槟，压力的瞬间释放会造成气泡爆炸。但不同于玻璃酒杯中的嘶嘶声，血液中的气泡可不是什么好东西。它们会阻塞动脉和静脉，带来死亡的风险。所以，像克里斯这样的饱和潜水员要在高压下连续工作 28 天。每次下潜之间，他们会和其他船员一起生活在辅助船的狭窄的减压舱里。

对于克里斯和他的两位同事来说，2012 年 9 月 18 日的工 183
作计划原本只是水下办公室的普通一天。但在到达冰冷的北海海底后不久，一切都变了。

在克里斯上方 100 米处，海面变得波涛汹涌。巨浪冲击着辅助船的甲板，正是这艘船为下方的潜水员提供温暖、光线和氧气。然后，使辅助船与潜水员保持一致的定位系统出现故障。红色警报灯闪烁，警报器响起，周围都是惊慌失措的面孔。辅助船越走越远，通过潜水钟相连的人船之间的潜水脐带被拉紧。[1] 克里斯的同事奋力游向潜水钟的安全区域，还好及时赶到。但克里斯的救生绳缠到了一根水下管道上。他遇到了麻烦。绳子越缠越紧，首先是灯光熄灭，然后潜水服加热故障，最后，随着一声巨响，救生绳断了。克里斯仰面落下，他身处 100 米深、2 摄氏度的暗流中，没有光，没有热，只有背部氧气罐里仅能支撑 9 分钟的紧急氧气。

头顶的辅助船已经漂离了 500 米。船员通过水下摄像机看到了克里斯蜷缩的身体，他仿佛一个孤独的小男孩。他们与大海搏斗，试图营救克里斯，但无法及时赶到那里。在视频中，他的身体抽搐，海水灌满了他的头盔。然后抽搐停止了。

184 在氧气耗尽 37 分钟后，一名潜水员终于找到了克里斯毫无生机的身体。他被抬到潜水钟的气闸舱中。克里斯似乎已经没有生还的可能，但他的同事还是对着他冰冷、泛蓝的嘴唇吹了两口救命的气息——之前这位同事只能在潜水钟里无助地看着他。

海底深处有什么神秘的东西可以帮助克里斯活下来吗？为什么有些动物能够长时间屏住呼吸？对于与克里斯处境相似的

1 潜水钟是一种用于水下作业的运载设备，它将潜水员从水面运输到水底，并携带潜水员返回。潜水钟通过潜水脐带与母船相连，潜水脐带可以提供空气、通信、仪表用电、热水等。潜水员身上还会有一根救生绳，另一端连接着潜水钟或水面。

人，冰鱼是否掌握着他们的救命钥匙？

我们全家一起去法国度假，皮划艇侧翻，我们差点淹死。那是悠闲的多尔多涅河上的一个炎炎烈日。午餐休息后，我们的两个孩子回到小船上，差点忘记穿救生衣。几分钟后，蜿蜒的大河在一棵倒下的树旁骤然化作一股漩涡。我们的小船被卷入漩涡之中，被水流冲翻，导致我们的小女儿米米被水流冲走。我的妻子勉强从后面抓住了她的救生衣，随她一起顺流而下。

我浮出水面，睁开眼睛，发现我的大女儿艾薇不见了。我紧紧抓住那棵断树的树枝，扫视着河面与河岸——什么也没有。只有翻倒的皮划艇。我用尽最后的力气把皮划艇翻过来，看到了我的女儿。她的脸一点都没有打湿，帽子和太阳镜也还戴着！

如果艾薇没有身处皮划艇的“气囊”之中，她屏住呼吸后 185
还能活 2 分钟左右。虽然人体的设计并不擅长屏气，但人类可以延长屏气时间。克罗地亚自由潜水员布迪米尔·索巴特证明了这一点。2021 年，他憋气长达 24 分 37 秒，以 34 秒的优势打破了之前的世界纪录。他的秘诀之一就是像海龟一样行动。

睡觉时，海龟可以在水下待几个小时。这是因为海龟的直肠里有一层薄薄的膜，可以通过屁股在水下呼吸。在冷水中冬眠时，它们几乎不移动，因此可以屏气长达 7 小时。可一旦被渔网捕获，它们就会迅速消耗体内储存的氧气，几分钟内就会淹死。自由潜水员同样会减少自身的耗氧量。他们冥想、降低心率、放松肌肉，类似于克里斯·莱蒙斯在氧气耗尽后无意识地躺在海底。卡斯珀和克里斯所遭受的极度寒冷会自动减缓代谢，不需要冥想就可以减少耗氧量。

自由潜水员也模仿另一种水生动物来延长屏气时间。如果你屏住呼吸，让脸浸入冷水，你的身体会触发一种原始的潜水反应。这种原始反射是从鱼类祖先那里继承下来的，它会让你降低心率，收缩血管，进一步地保存氧气。我对心率异常快的患者使用过这种进化黑客术，在急诊室里把他们的脸浸入冷水中，可以快速解决危及生命的问题。

186 通过研究海豹的潜水反应，研究人员发现这种潜水反射也会影响脾脏。脾脏重 150 克，位于肾脏的左后方，你可能不太了解它。人类的脾脏含有 0.25 升血液，而赛马的脾脏含有 0.5 升血液。当海豹长时间屏气时，会把脾脏作为完美的备用库，储存富含氧气的血液。潜水反应会使脾脏收缩，挤出额外的血液，使其流向身体系统。自由潜水的族群，比如偏远的菲律宾巴瑶人，他们的脾脏要大得多，这有助于他们在 60 米深的水下停留 13 分钟以上。人类反复憋气（比如睡眠呼吸暂停的情况）会导致心脏疾病，但海豹不一样，它们利用一氧化氮和一氧化碳等气体防止肺部的血管产生高压。走进我的重症监护室，你会看到这些技术和气体用于治疗肺功能衰竭的患者——他们的肺衰竭是由新型冠状病毒感染或败血症等疾病引起的。

克里斯·莱蒙斯躺在海底，他面临着与冰鱼相同的挑战——低血氧、高压和严寒。他生存的关键也在于这些威胁。

在你的血液中，98% 的氧气都连接着红细胞内的血红蛋白，只有极少的 2% 的氧气溶解在含水的血浆中。冰鱼可以制 187
造血红蛋白，但它不需要这么做。它完全依靠溶解的氧气，一些小技巧使这些氧气足够维持生命。

优秀的酒吧工作人员都知道，冰镇的啤酒最好喝。温度是影响气体在液体中的溶解度的关键因素。啤酒越冰，溶解的二氧化碳就越多，啤酒就会发出令人满意的嘶嘶声。然而，未来乘坐埃隆·马斯克火箭的太空旅客，会对冰镇啤酒感到失望。压力是影响气体溶解度的另一个因素——太空旅行的低压会使冰镇啤酒变得乏味。

冰鱼之所以能够生存，是因为在 100 米深的高压和冰冷的海水中，氧气在它们血液中的溶解度非常高。虽然冰鱼血液中的含氧量只有红细胞的 10%，但它们可以通过其他方式得到补偿。冰鱼有巨大的心脏、密集的血管网和较大的血容量，因此，它们的器官有充分的时间和空间，可以在稀薄的血液中获取溶解的氧气。冰鱼还利用肺部的一氧化氮来最大限度地获取每次呼吸中的氧气——我们也用一氧化氮治疗新型冠状病毒感染重症患者。冰鱼长时间一动不动地躺在海底，滤食微小的猎物，也有助于最大限度地减少对氧气的需求。

换句话说，冰鱼就像是克里斯没有生机的身体，静静地躺在冰冷刺骨的海底，承受着压力。得益于这些条件，克里斯血液中的溶氧量仍然很高。而且，克里斯多年的饱和潜水工作可

188 能极大地改变了他的身体。和普通的陆地居民相比，他的血容量更大，血管更松弛，一氧化氮更多，心脏更大。有时候，了解患病者的类型，比了解疾病的类型更重要。

克里斯在 40 分钟的时间内没有呼吸，这本来是不可能存活的。但克里斯不是普通人，他一半是人类，一半是冰鱼。也许，只是也许，这足以唤醒他人类的一面。活着。

卡斯珀的第二次生命不是来自孤立和孤独，而是来自急诊室的救生团队。他仍然浑身冰冷，医生将导管插入他的动脉和静脉。暗红色的冰冷血液从他体内抽出，顺着导管输入心肺机，在这里人工补充氧气，排出二氧化碳。这台机器一点一点地、缓慢地温暖卡斯珀的血液。

虽然补充了氧气，但卡斯珀冰冷的血液无法为他的组织运送足够的氧气。当器官挣扎求生的时候，乳酸也在堆积。但是，如果体温升高得再快一点，就有可能造成再灌注损伤，即血流恢复后毒素在身体中泛滥。器官已经关闭了这么长时间，用富含氧气的血液淹没正在挣扎的器官，只会使情况变得更糟。不过，或许鲫鱼[1]和鼹鼠能够帮助他。

美洲鼹原产于北美洲，由于长时间待在漆黑的地下，它

1 原文为“carp”，指鲤鱼，但与中文语境中的“鲤鱼”不一样。“carp”指鲤科的鱼类，包括“common carp”（即中文语境中的鲤鱼）、“crucian carp”（鲫鱼，也就是作者在此处提到的鱼类）、“grass carp”（草鱼）、“silver carp”（鲢鱼）、“bighead carp”（胖头鱼）等。为免误解，译文采用“鲫鱼”。

的眼睛被皮肤覆盖。在地底深处，氧气含量从地表的21%下降到14%。二氧化碳含量从1%上升到6%以上——这个过程类似于你用纸袋呼吸法治疗打嗝。为了生存，美洲鼹拥有一种特殊的血红蛋白，可以阻断“2,3-二磷酸甘油酸”（2,3 DPG）这种化学物质。它为二氧化碳的结合提供了更大的空间，使氧气能够更高效地流动。2,3-二磷酸甘油酸的变化解释了为什么人类输血时很难携带正常量的氧气，尤其是在治疗卡斯珀的过程中。提高2,3-二磷酸甘油酸的药物可能会对贫血症患者有帮助，研究人员已经开始试验利用这种治疗靶点来攻克镰状细胞贫血等疾病。 189

生活在北极圈外寒冷海域深处的鲫鱼为了更好地结合氧气，它的血红蛋白也发生了类似的变化。但鲫鱼也能在漫长的冬眠后防止再灌注损伤，因为它拥有所有脊椎动物中最丰富的糖原储存——糖原具有丰富的能量。它的组织可以在没有氧气的情况下产生葡萄糖能量，同时避免乳酸堆积——而卡斯珀正在和乳酸堆积斗争。这些发现有助于解释几种罕见的影响新陈代谢的人类疾病，这些疾病会导致乳酸在日常生活中升高到很危险的水平。鲫鱼不会这样，它的代谢途径会产生乙醇作为废物——这相当于原始的微型酿酒厂。它们血液中的酒精含量为0.05%—0.1%，相当于喝了2品脱啤酒[1]。

---

1 品脱是英制容量单位，2品脱大约等于1 100毫升。

190 克里斯·莱蒙斯在深海海底修理管道时缺氧了40分钟。3周后，发生了一件了不起的事情——他回去完成了这项工作。同事对着他泛蓝的嘴唇做了2次人工呼吸，这起了作用。克里斯开始呼吸，他的眼睛睁开了，他活了下来。回到辅助船上，克里斯需要的“治疗”仅仅是套在头上用于保暖的茶壶套。几个小时后，船上的医师测量他的脉搏，克里斯探出身子说：“你知道没事的，对吧？就像是迷迷糊糊地睡着了。我有点伤心。我很冷，有点麻木，但后来我感觉就像睡着了一样。”

“没有那么糟糕。”

克里斯在谈论死亡。显然，没有那么糟糕。

他的故事是一个生存奇迹，寒冷、压力以及被深海潜水职业生涯改造的身体使这一切成为可能。冰鱼向我们展示了，即使在极端条件下也是有可能生存的。但并非只有深海潜水员能从冰鱼2 000万年的经验中获益。它的骨头像纸一样，薄到可以透过头骨看到它的大脑，这或许能帮助数百万因骨质疏松症而髋部骨折的人。它苍白的血液为治疗失血过多和贫血提供了新的思路。了解它如何在寒冷的环境中生存而不被冻死，有助于避免等待移植的人体器官形成冰晶。

191 至于卡斯珀，利用心肺机逐渐复温的方法开始在他身上起作用。他的血氧水平逐渐升高，体内的乳酸开始下降。2摄氏度的冷水减缓了他的新陈代谢，从而保护了他的器官。他的体温一度达到令人心寒的17摄氏度。他和克里斯能在这种情况下活下来，要感谢那些原本可能扼杀他们的极端威胁。在极端的压力和严寒中，克里斯体内的氧气只能让他维持不死。卡斯珀依然靠生命支持机维持生命，他之所以没有死，是因为寒冷让他没有生命迹象。

现在他复温了，每分每秒都变得更有活力。事故发生 6 个小时后，在 26 摄氏度的体温下，他的心脏开始跳动。医生简直不敢相信。候诊室里挤满了喜极而泣的家长，泪水沾湿他们眼下的皱纹。但接下来，卡斯珀的心脏变得疯狂。然而，一头 30 吨重的鲸鱼可以帮助解决这个问题。

第十三章　钢琴大小的心脏

193 卡斯珀的血液温度已经相当于凉爽的游泳池——这个温度刚好能让他的心脏开始跳动，却又不能保证他的心脏持续跳动。重症监护室的监护仪显示了几次规律的心跳，然后变成了一条颤抖的线，候诊室里他的父母也在颤抖。卡斯珀的整个心脏都在颤动，混乱无序地抽搐，无法泵血。如果风暴不能平息，卡斯珀就会死去。再一次。

心房颤动是心脏上部的震动，是一种常见现象。美国总统乔·拜登在某一刻出现过心房颤动。艾尔顿·约翰、托尼·布莱尔甚至 007 的扮演者罗杰·摩尔也是如此。当整个心脏都在抖动的时候，人不可能正常生活。心肌必须像军事协调一样在正确的时间、正确的位置收缩，血液才能到达你的大脑和器官。

卡斯珀的心脏在胸腔中摇晃，医生需要尽快修复它。在一头 30 吨重的鲸鱼及其 180 千克的心脏的帮助下，他们做到了。

弗里茨·梅耶勒舒适地坐在椅子上。这幅挂在乌得勒支大 194
学医学中心的精美油画，掩盖了这位开拓者的血管里流淌的冒险精神。梅耶勒是一位人类心脏病专家，但他一直对大型哺乳动物的心脏十分着迷。“我研究过马和大象，但我追求的终极对象是鲸鱼。”

同时代的人，包括艾森豪威尔总统的医生保罗·怀特，都痴迷于鲸鱼的心脏。40 年来，他一直梦想着能捕捉到鲸鱼心脏的心电图。他差一点就成功了，但在这个过程中险些丧命。

医学有时候需要走出洁白的实验室，到危险的远方寻找答案。《国家地理》描述了 1956 年怀特在墨西哥斯卡蒙潟湖的探险，这是一个只有海龟猎人才会偶尔涉足的僻远之地。太阳炙烤着墨西哥的沙丘，怀特将一根电线连接到一头母鲸身上——它身长 40 英尺，旁边有只幼鲸。事情进展得并不顺利。

“鲸鱼冲进了龙骨，剪断了船舵，弄弯了螺旋桨，在脆弱的船底撞出了一个大洞。”他对《国家地理》如此描述，并提供了那艘破船的照片。鲸鱼带着那台精密的心电图设备游走了。

30 年后，弗里茨·梅耶勒在鲸鱼产仔期之前、交配季期间 195
回到斯卡蒙潟湖。荷兰伯恩哈德亲王也参与了这次探险。他后来成立了世界野生生物基金会[1]，成为鲸鱼的热忱守护者。他告诉

1 世界野生生物基金会成立于 1961 年，如今已更名为世界自然基金会。荷兰伯恩哈德亲王是世界野生生物基金会的首任主席。

记者，他的脸颊被一头虎鲸亲吻过，感觉就像被丝绸拂过一样。

梅耶勒认为，交配季是记录心电图的理想时机，因为附近会有很多鲸鱼。现在回想起来，这可能不是一个好主意，因为鲸鱼通常都是“三人行”。在交配时，两只雄鲸会相互配合，其中一只将另一只竖起来，帮它把“粉红弗洛伊德”插入雌鲸体内。[1] 也许意料之中的是，心电图记录并不成功，因为鱼叉末端的吸盘在交配过程中脱落了。

直到 1991 年，人们终于记录了准确的鲸鱼心电图。那是一头 10 米长、30 吨重的庞大座头鲸，研究人员用固定在它皮肤上的长杆和 10 厘米宽的吸盘，捕捉到了它的心脏发出的微弱电信号。虽然痴迷于钢琴那么大的心脏似乎很奇怪，但弗里茨·梅耶勒解释说：“在设定这样一个目标的时候，我们实际上是为了探寻人类心脏的奥秘。”这次航行彻底改变了心脏电生理学领域，让我们了解了电如何影响人类。

参与这次探险的还有海因·韦伦斯医生，他于 2020 年 6
196 月去世；在他去世前不久，我还和他交谈过。韦伦斯被誉为“电生理学之父”，他开创了许多我们现在用来治疗心律失常

---

1 如果说你能从这本书里学到什么，那就是鲸鱼的阴茎被称为“粉红弗洛伊德”（与摇滚乐队平克·弗洛伊德无关）。——原书注［在交配之后，雄鲸会浮出水面，露出粉红色的阴茎，所以科学家称之为“粉红弗洛伊德”（Pink Floyd），Floyd 可能是源自奥地利心理学家西格蒙德·弗洛伊德（Sigmund Freud）与性的联系。平克·弗洛伊德（Pink Floyd）是一支英国摇滚乐队的名字，Pink 和 Floyd 是乐队主唱在自己的唱片收藏中随机找的两个名字，因此完全是巧合。——译注］

的方法。正是因为韦伦斯、梅耶勒和鲸鱼，乔·拜登和007这样的病人才能在心脏不同步的状态下继续存活。也多亏了这个奇怪的组合，卡斯珀的心脏才能得救。因为对鲸鱼心电图的分析，颠覆了关于心脏如何保持节奏的理论。

鲸鱼心脏的重量是普通人体重的2倍，体积相当于一架三角钢琴。相比之下，最小的哺乳动物鼩鼱的心脏，其重量和大小只相当于人类的一颗泪珠。鲸鱼的心脏每分钟缓慢地跳动10到30次，而鼩鼱的心脏每分钟快速地跳动800多次。它们使用相同的分子结构，经历相同的生化过程，为什么会产生这两种引人注目的工程奇迹？在分析鲸鱼的心电图之前，这一直是个谜。这就类似于一块手表和一个足球场是由同一根电线驱动的。了解其中的原理，是在出现问题时开发治疗方法所需的关键。

用电重燃生命之火的历史要早于玛丽·雪莱在1818年出
版的《弗兰肯斯坦》一书。[1] 再往前30年，英国外科医生查尔 197
斯·凯特首次报告了用电击复苏的成功案例。1788年，伦敦的3岁女孩索菲·格林希尔从窗户跌落到铺装街道上。令人惊讶的是，邻居发现她显然已经死了，却决定在她身体的各个部

1《弗兰肯斯坦》是一部科幻小说，其中的科学怪人通过电击复活了坟墓中的尸体。

位实施电击。他利用一个特制罐子中储存的电，在她的胳膊上和腿上连接了电流。当电流“通过她的胸部”时，邻居感觉到“有轻微的脉搏，几分钟后，孩子开始艰难地呼吸”。六七天后，索菲恢复了健康和精神。

我们现在知道电如何治疗异常心律——这种异常心律可能因为心脏骤停而引发假死。我们拥有的机器可以在恰当的时间，以恰当的模式输送一定量的电能，从而重置混乱的电信号。但是，尽管使用了这些现代化的机器，卡斯珀的心脏仍在不规则地颤动——和全世界的数百万颗心脏一样，它们都有心房颤动等常见的心律失常症状。医生需要用电治疗这些疾病，而不是停留于一个复位开关。他们需要理解心脏中复杂的“电路”，以及在哪里添加或删除信号。他们需要理解弗里茨·梅耶勒在体重为 30 吨的鲸鱼的心脏上记录的心电图。

在考虑不同寻常的心电图之前，我们要知道鲸鱼心脏的
198 物理结构也相当惊人。在怀特和梅耶勒使用纠缠混乱的电线之后，到 2019 年，水下研究技术已经取得了巨大的进步。加利福尼亚的一个研究团队能够在自由潜水的蓝鲸身上安装无线追踪器。在下潜到 180 多米深的过程中，鲸鱼的心率下降到每分钟仅跳动 2 次，持续 15 分钟，这是在所有动物中记录到的最低的心率。浮出水面后，它恢复到每分钟 30 次的正常静息心率。

研究人员发现，为了以这种缓慢的速度向 30 吨重的身体

输送足够的血液，离开心脏的主要血管发生了根本的适应性变化。这些结构上的创新完全改变了血液流出心脏的方式。复制这些血流模式让卡斯珀在心肺机上存活下来，也让威尔士最著名的外科医生布赖恩·里斯在没有脉搏的情况下活了3年。

里斯和我出生在威尔士的同一个煤炭工业小镇，他是个令人敬畏的人物。第一次见到他的时候，我还是个医学生，他的握手稳健有力，他的声音像男声合唱团那样悦耳，他的手术技巧也很传奇。他的双手拯救了无数人的生命，也曾在球场上屡屡得分。他曾经是一名钩球员，在剑桥大学读本科期间取得了非常优秀的成绩，后来在1967年的五国锦标赛中代表威尔士参加了3场比赛。他在手术室里和在球场上一样，从来不说废话，同事形容他是“迷人而危险的人物，机智幽默，充满乐趣”。2000年，里斯成为威尔士最大的教学医院的首席癌症临 199
床医生，并因其对医学的贡献而被授予大英帝国勋章。他充满了人性和激情，给英国的外科手术界留下了深刻的印象，并创办了第一个微创手术培训中心。对于一名外科医生来说，能够减少缝合次数是一项了不起的遗产。在成为布赖恩·里斯的学生20年后，我见到了他。他变得非常不一样。

在一个寒冷冬季的阴沉深夜，里斯感觉不舒服，被送到了我所在医院的心脏科病房。这是我作为重症监护顾问医师的第一个夜班，我本希望这是一个安静的夜晚。一名年轻的医生惊慌失措地给我打电话，请我帮忙治疗一个心力衰竭的复杂病人。

“噢，顺便说一句，他以前在医院工作过。”他们补充道。

“啊，有意思。他叫什么名字？”我问。

“嗯，布赖恩……布赖恩·里斯。”

我的天哪，我心里想。这不是我想象中的第一个夜班。

时间将历史刻在人的脸上和手上。里斯躺在床上，病得很重，他和我记忆中一样，但又截然不同。病床后面的彩色监护仪显示的情况非常糟糕。他血压异常，心率不稳，血氧水平极低。

然而，在我做了自我介绍之后，他的眼睛睁开了，闪烁着独特的光芒。他伸出手，这只手在他的医学生涯中握过无数病
200 人的手。他的握手一如既往地稳健有力，但当我触摸他的脉搏时，我发现他的脉搏微弱无力。他的心脏正在衰竭，而且已经无力回天。第二天早晨从医院开车回家的路上，我知道里斯可以看橄榄球比赛的日子已经不多了。他很快就会死去。

一年后，我在卡迪夫医学会发表了演讲，这是同类组织中历史最悠久的一个。我的演讲是这本书的基础。听众大多是退休医生，我给他们讲述了我最近在录制诺埃尔·菲茨帕特里克的电视节目《超级兽医》期间参观他的创新兽医诊所的经历。演讲的标题是《亲吻青蛙如何拯救你的生命》。我发表了一些不太成熟的想法，关于了解动物的生活如何有助于治疗人类的疾病。我开玩笑地说，袋鼠的三个阴道可能会教我们了解人类体外受精。我给他们讲了你已经读过的伊万的故事——那个遭

遇袭击的学生——以及长颈鹿如何帮助我们治疗他的脑损伤。最后，我讲述了我新近发现的一个事实：鲸鱼的心脏每分钟跳动两次，却能保持血液循环。

演讲结束后，在附近熙熙攘攘的酒吧里，一只熟悉的手伸出来和我握手。

“讲得很好，孩子！”布赖恩·里斯用同样优美的声音说，“我觉得我就像你说的那头鲸鱼，只是没有粉红弗洛伊德！”他轻声笑着说。

我很慌张，不知道该怎么回答。

“感受一下这个！”他一边伸出手腕，一边大声说道。

我像一年前那样按住他的动脉。我感觉很奇怪——什么都没有。没有脉搏。完全没有。

“我活着完全是因为这个，”他指着肩膀上的电池组说， 201
“我的心跳就像一头该死的鲸鱼，我已经进入加时赛了！”

蓝鲸下潜时，心率会下降到每分钟跳动两次，心脏会以不同的方式收缩。肌肉收缩的时间延长，将血液推入心脏上部的主动脉的时间也会延长。当蓝鲸的身体潜到最低处，承受着极端的水压，主动脉的肌肉壁就会改变它们的特征。主动脉像一个巨大的弹性腔，随着每一次剧烈的心跳而扩张和收缩，将喷涌的血液转化为平稳的连续血流。如果蓝鲸也有手腕，它不会有心跳，只会像布赖恩一样，发出血液流动的持续嗡鸣。

布赖恩·里斯仍在承受无法治愈的心力衰竭。然而，就在我见到他的几周后，一个机械装置被植入他的身体深处。这并不能解决根本问题，也无法阻止他死亡，但这给了他一点额外的时间。就像鲸鱼一样，这台设备源源不断地、缓慢稳定地为布赖恩的身体输送足够的血液。卡斯珀也是如此，他的心肺机是根据最新证据编程的，这些证据表明，非脉动的、持续的血流更有利于危重病人。布赖恩和卡斯珀都使用了与
202 鲸鱼下潜时相同的策略，即相同的血流模式，这是他们活下来的原因。和鲸鱼一样，这让生命在生死边缘得以延续。

在记录鲸鱼心电图的过程中，船只被撞毁，生命几乎丧失；60 年后的今天，我们可以凝视着鲸鱼心电图的曲折线条，并把学到的经验应用在人类生活中。用手指描画这条线，你首先会碰到一个小小的隆起，正是它导致了心脏上部的心房收缩。这就是“P 波”。在 P 波之后，下一个变化是向上的“R 波”，它导致了心脏下部的心室收缩。这两个波之间的间隔被称为“PR 间期”，它的长度取决于不同动物心脏的心房与心室之间的物理距离。神秘之处就在于此。

小鼠的心房和心室之间的距离只有几毫米，电脉冲通过这段距离只需要 30 毫秒。人类对应的距离是 5 厘米，产生的间隔是更长的 300 毫秒。动物的体型越大，心房与心室之间的距离就越长。但奇怪的是，时间间隔并不总是成比例地增加。大象的心房和心室之间的距离是小鼠的 25 000 倍，但时间间隔只

有小鼠的 11 倍。怀特和梅耶勒等科学家从中得到启发，即某些心脏区域的功能更加复杂，并不只是简单地传导信号。他们认为，这些区域可能是控制中心。如果这是真的，治疗和手术就可以针对这些关键区域，从而平息卡斯珀这类病人的混乱心律。鲸鱼心电图的 PR 间期是判断这个理论是否正确的关键。 203

鲸鱼的体重是 30 吨，它的心脏重 180 千克，有一条“肌肉电线”连接着心房和心室，长度为 55 厘米。脉冲走完这段距离应该需要 1.5 秒。然而，梅耶勒记录的心电图上的 PR 间期仅为 400 毫秒。鲸鱼的心脏是大象的 7 倍，是马的 60 倍，但它们的 PR 间期是相同的。怀特和梅耶勒是对的：被称为“房室结”的区域曾被认为只是一个信号中继站，但它的作用远不止于此。它是一个控制中心，可以根据健康或疾病进行调整。

从鲸鱼到怀特，从弗里茨・梅耶勒到其他的心脏电生理学专家，通过代代相传的热情和不断积累的知识，1981 年，梅尔文・沙因曼医生做了一件了不起的事情。在其他所有的治疗方法都失败后，沙因曼利用穿过人体的热导线灼烧心脏控制中心的微小区域，治愈了一名加利福尼亚退休石油工人的心律失常。很快就出现了新的、更好的、更安全的手术方法。医生将这些知识应用于卡斯珀猛跳的心脏，通过皮肤电击微调其心律，就像 200 多年前在伦敦鹅卵石街道上的首次尝试那样。

所有故事都有结局，有些是快乐的结局，有些是悲伤的结局。我的老师布赖恩・里斯，橄榄球明星、外科医生、无脉搏 204

之人，凭借着鲸鱼般的心跳，确实延长了生命，直到2021年。在他去世后，体育明星、威尔士歌手、患者和政治家在报纸上发表文章，致敬这个伟大的人。

卡斯珀和他的朋友们的故事仍在继续。2011年2月，随着时间的流逝，越来越多的生命在死亡的边缘被夺回来。首先是卡斯珀。他的身体暖和起来，他富含氧气的血液变得鲜红，他的心脏平静下来。当医生宣布卡斯珀已经苏醒时，候诊室里的每个家长都高兴得尖叫起来。那天，被宣告临床死亡的七个孩子都复活了——这是有史以来人数最多的同时生还。

但生活才刚刚开始。孩子们被转移到一家康复医院，一起生活，共同疗愈。这个过程漫长而艰难。许多孩子都有脑损伤的迹象——非常虚弱、疼痛和麻木。当我与卡斯珀交谈时，他身后架子上的木制迷你自行车模型唤醒了他的重要记忆。他想起了在车祸导致的瘫痪后，他第一次能够移动双手就是在康复医院里，在父亲的注视下转动手摇自行车的车轮。慢慢地，生活又回来了。

有些孩子需要截肢。我们在两万年前的洞穴壁画中看到了驯鹿，研究鹿角与头骨的连接方式，或许可以帮助这些孩子。由于“超级兽医”这样的先驱者，现在可以在狗身上使用植入
205 骨骼的假肢，而不是绑在皮肤上的附件。幸存者们保持着一种特殊的联系，七个人中有六个人一起完成了学业，回到了正常的生活中——无论“正常的生活”代表什么。不幸的是，其中一个男孩，卡斯珀的朋友，五年后在南美洲度假时溺水身亡。

事故发生时，卡斯珀还不会游泳，他下定决心不让自己遭受同样的命运，于是他向青梅竹马的游泳教练求助。卡斯珀在水中死去，又因水里的生物得以幸存，从土耳其海岸度假回来后，现在的他在水里感觉很自在。

“我现在喜欢游泳，水对我很好。”他低头看着地面，面带海盗般的微笑对我说。

地　下

那些我们害怕而希望丢掉的东西，
那些我们热爱而希望拯救的东西，
其实早就被我们置于地下。
——罗伯特·麦克法兰

第十四章　雾中独行

在我开门的时候，房间里似乎充满了回忆，而不是悲伤。 209
一本相册从一张桌子传递到另一张桌子，上面的老照片让人们看到过去的美好生活。我找了个空位坐下。我穿着不舒服的黑色西装，感觉自己非常笨拙，上衣口袋里还装着几年前参加的最后一次葬礼的仪式次序清单。我环顾会场，看到了我不认识的遗属，不熟悉的朋友，以及没有共事过的同事。为什么我觉得有必要来参加一个我认识才一年的人的葬礼？为什么成为医生后，我第一次决定参加病人的葬礼？

在重症监护室工作，死亡总是如影随形。虽然我们竭力挽救生命，但遗憾的是，大约 1/5 的病人最终无法生还。我们总
是在照顾病人，同时我们也总是在关心病人。有一些病人，我 210
们情不自禁地把他们放在心中——有时是因为他们年幼，有时是因为他们年迈，有时是因为他们说了一些让人难忘的话，有时是因为他们无法为自己发声。

医学院教导我们，除非情况紧急，否则不要给家人或朋友看病。但是，当我们照顾的病人几乎成为我们的朋友时，该怎么办呢？在威尔士一间繁忙的大型重症监护室担任顾问医师时，我遇到了罗伊。我们试图用机器和复杂的手术治疗他的心肾衰竭，因此在一年多的时间里，我几乎每周都要和罗伊谈话。虽然他当时已经有 70 多岁了，但年轻时他曾乘船环游世界，有很多故事可讲。

我也是。我给他讲了一些我通常只会与家人分享的事情，我告诉他我的过去，以及我对未来的希望。我不知道自己为什么要这么做。相较于其他病人不断变化的病情，罗伊就像一个稳定而熟悉的角色。似乎他不仅仅是个病人，也是医疗团队的一分子。

当他的妻子听到坏消息而哭泣时，我就在她身边；在罗伊最终挺过来的时候，我又帮她露出笑容。这并不是专属于我的经历，医疗团队的许多成员甚至比我更亲近罗伊和他的家人。我们给罗伊安装了新的心脏瓣膜，但这并不足以让他离开重症监护室生活。所以他的生活在这里继续，他会和他的长期伴侣莱斯利共度时光。罗伊的状况时好时坏，他甚至和莱斯利在重症监护室举行了一场婚礼，婚礼之前他在病床区举办了一场单身派对。后来，罗伊去世了。

211 我的休息日不是和家人在一起，而是和患者的家人在一起，我是不是个异类？绝大多数人不会这样。医生的使命是提供治疗，对许多医生来说，死亡可能被视为一种失败，而不是生命的一部分。一些医生认为，葬礼属于家属，而不属于专业人士。医生与病人之间的情感距离可能会促进更好的、无牵挂的和非情绪化的护理。然而，这也会让双方都感到冷漠。医生难免会有情绪化的时候，强行保持情感距离是很困难的。很明显，医生很少有机会分享自己拥有的情感。

医学院和国家指导方针是为了用明确的答案回答问题。试卷上问：“如何治疗心脏病发作？”我们自信地回答：“如此如此。”医学中的人性很少如此简单。即便是最简单的伦理问题，也有很复杂的答案。

当一盘盘三明治被一扫而空后，我排着队祝愿他的妻子在往后的艰难时刻一切顺利。直到这时，我才意识到我和一些同事为什么要参加葬礼。参加葬礼是双向的，我感觉自己是这个群体的一部分，是他生命的一部分，而不仅仅是他死亡的一部分。他的家人似乎也从我们的超越病床的角色中获得慰藉。我们不仅仅是医生和护士——我们是分享过，甚至书写过他们的生命故事的人，现在我们又成为他们的死亡故事中的角色。令我惊讶的是，真正的原因并不是代表医院或履行医职，而是因为“病人”已经 212
成为另一种存在。支持和反对参加葬礼的论据都很合乎逻辑，但促使我这么做的原因也非常简单。罗伊已经成为我的朋友，已经成为许多帮忙照顾过他的人的朋友，我只是去参加一个朋友的葬礼。我们人类在这方面是独一无二的吗？

莫妮卡·什丘皮德即将去新西兰攻读灵长类动物学博士学

位，在这之前的几个月，她在夏威夷与我交谈。她讲述了她的波兰移民父母如何历尽艰辛、充满不确定性地来到美国。她的父亲是一名工厂工人，在家休息时会看自然纪录片而不是超级碗；她的母亲在一家杂货店工作很长时间。一天晚上，莫妮卡和爸爸一起蜷缩在沙发上看《迷雾中的大猩猩》，她发誓总有一天要更好地了解我们的猿类祖先。随着相机快门键的开启，她实现了这一愿望。

暗房是莫妮卡在社区大学时的创作源泉，它拥有一种特殊的诱惑力。后来，当她走遍地球上的所有大陆，她的索尼相机会帮助她讲述身边的人和动物的故事。

在大学期间，她曾在喀麦隆的萨纳加黑猩猩救援中心做了6个月的志愿者，这使她进一步融入动物社群。她每天都在为26只获救的黑猩猩准备食物。闲暇之余，她还在当地村子里给孩子们上课。但是，2008年，一个悲伤的日子改变了她的生活。那一天，普遍存在的自然死亡在数百万个家庭中降临。

213 中午时分，她从收音机里听到，救助小组的49岁的雌性家长多萝西可能已经死亡。莫妮卡穿着人字拖鞋跑向收容所，把头靠在多萝西的胸前，倾听它的呼吸。莫妮卡摸了摸它脖子上的脉搏。没有，还是没有。多萝西死于心力衰竭。虽然这种悲伤的情况在救援中心并不罕见，但这是莫妮卡第一次亲眼看到死亡的黑猩猩。

多萝西并非一直是这个救援小组中受尊敬的雌性家长。在它的妈妈被枪杀后，它被铁链锁了几十年，成为游客的娱乐对象。多萝西获救后，适应新生活的过程非常艰难。其他的黑猩猩会欺负它，向它扔泥土或者用棍子打它。成为母亲改变了这种状况。

救援小组引入了一只刚刚成为孤儿的雄性黑猩猩。突然之间，多萝西扮演起了保护者的角色，成为 4 岁大的布布勒的养母。在接下来的 10 年里，多萝西成为这群黑猩猩的重要成员，备受爱戴、尊敬和重视。

多萝西去世后的第二天，救援中心的创始人谢里·斯皮德医生认为，需要让更广阔的世界看一看多萝西，帮助他们了解发生了什么，以及多萝西去了哪里。当地的人们步行数百英里来到这里。斯皮德双手托着多萝西的头，它身上裹着床单，躺在有垫子的手推车里，被缓缓推向它即将被埋葬的地方。

莫妮卡的相机快门一闪而过。时间刚刚好，拍到了多萝西社群里的另外 25 只黑猩猩，它们从森林里跑来，安静地排好队列，做最后的告别。它们把手搭在彼此的肩膀上。相机无法 214
捕捉到那一刻的声音——非常安静。如此多的灵长类动物聚集在一起，这样的情况闻所未闻。

莫妮卡确信这就是悲伤，沉默说明了很多问题。即使在人类的生命中，最高的尊重也不是演讲或歌唱，而是什么都不说。安静。2020 年，在我与莫妮卡交谈的时候，她回忆起两个十几岁就去世的好友的葬礼，以及后来她父亲去世后她的沉默。有时候，我们在悲伤中会觉得自己更有生命力。

莫妮卡的照片在《国家地理》的比赛中获奖，数百万人看到了这张照片。斯皮德医生后来出版了一本书，书名是《同类：73 只黑猩猩教我什么是生命、爱和连接》。全世界似乎都很惊讶，动物对亲属的死亡竟然会有和人类如此相似的反应。我对人们的惊讶感到惊讶。

那张简单的无声家庭照片可以让我们明白，爱和悲伤并不是人类独有的能力。这种能力强化了我们处理痛苦的根深蒂固的方式——触摸、注视、陪伴、思考、道别。难怪我想去参加患者的葬礼。但是，在从黑猩猩到困于混凝土丛林的人类的短暂的进化过程中，我们对待死亡的行为发生了多么巨大的变化?

我们在第二章探讨了邓巴关于灵长类动物梳理的研究，而莫妮卡在此刻强调了触摸的重要性——她第一次看到猿类以这种方式互相搂抱。莫妮卡学习过治疗性按摩，她希望现代医学
215 能够记住这些简单却有效的生命组成部分，把它们和现代科学的技术奇迹一起使用。在失去灵长类家庭成员后的几周内，它们的梳理时间大幅增加。然而，在世界上最先进的医疗系统中，在新型冠状病毒感染大流行的死亡高峰，人类失去了这种触摸的力量。在疫情期间，人类的死亡变得非常不同。

我们生活在一片光明之中。夜幕降临，接下来就是永恒的黑夜。重症监护室无法治愈死亡，有时候，最好的挽救不是活着，而是善终。接下来的一年半向所有人证明了这一点。

新型冠状病毒感染给我们所有人带来了新的记忆。在接下来的 10 年里，我仍然会记着许多患者的脸。

我之所以在医学专业中选择重症监护，是因为我既想思考，也想行动。现在我意识到，最重要的是，我只是想要沟通：与患者沟通，与家属沟通，与同事沟通。沟通是医疗行业中最重要也最危险的步骤，口才敏捷比手部灵巧更重要。然而，新型冠状病毒感染在家属最需要沟通的时候偷走了他们的面对面沟通。相反，我通过电话线向他们宣布坏消息。在电话中，沉默的力量可能被误认为是挂断电话。

根据我的经验，在等待患病亲人的消息时，即使是电视节目中的铃声也会引起恐慌。你会想：“万一是医院呢？”所以， 216
现在我给家属打电话，第一句话就会说：“别担心，不是坏消息。”但这次我没法这么说，那将是谎言。这是坏消息，最坏的消息。

我开始说：“我很抱歉在电话里说这些……”

电话以安静的抽泣结束。

我们承诺会握住病人的手，播放他最喜欢的歌曲，告诉他，他的家人都爱他。曾经爱他。过去时态。因为不久之后，他就会死去。我们都背负着新型冠状病毒感染，不是在皮肤上，而是在脑中和心中。它偷走了我们的各种需求，包括陪伴、触摸、注视，以及我们所爱之人死后陪他们回家。

我在威尔士山谷长大，16 岁之前一直在学习我的母语盖尔语。让我很尴尬的是，虽然我能在国际英式橄榄球比赛中唱国歌，威尔士口音也很重，但我不会说威尔士语。幸运的是，当我读医学院的时候，现代医学的外语变得容易得多。我接受的培训中有很大一部分是为了让我流利地使用一种我永远不会在医院外面说的古老语言。如今，我可以听懂古希腊失传的词汇，也能说一口流利的拉丁语，前提是谈话内容只涉及解剖学。或许这就是为什么医生很难在困难的话题上进行沟通，为什么许多病人和家属会抱怨。在宣布坏消息的时候，你的大脑使用一种语言，你的嘴巴使用另一种语言。我感觉我的肩膀上有两只会唱歌的鸟，一只谈论医学，另一只诉说人性。

217 黑猩猩向我们展示了关于死亡的根深蒂固的文化实践，但多萝西并不是第一个。有非常多的描述显示，在一场死亡之后，黑猩猩来回踱步，嗅闻和触摸尸体，将尸体摆成各种不同的姿势。母猩猩通常会抱着死去的幼崽长达数周或数月，继续照顾和保护孩子，与孩子交流。它们有时会花几天时间为孩子梳理，直到幼崽腐烂得面目全非。

狒狒会在一场死亡之后向朋友求助。宾夕法尼亚大学生物系研究员安妮·恩格博士描述了一只名为西尔维娅的狒狒在女儿被狮子咬死后如何寻求朋友的帮助。狒狒对丧亲之痛的反应与人类类似，包括皮质醇在内的应激激素水平会升高。但它们可以通过增加社会接触、扩大梳理网络、延长梳理时间来降低这些激素。

她说："狒狒似乎和人类一样，通过友好的关系来帮助应对紧张的压力。"

这些行为并不局限于灵长类动物。大象生活在丰富多样的社群中，每个社群都有独立的文化。它们利用植物进行自我治疗，它们保护人类和动物，甚至创作艺术。不可思议的是，大象还会画画。在英国邓斯特布尔的一家动物园里，一头名叫卡里什玛的雌性大象非常喜欢画画，它的画作每年都会在动物园的“大象鉴赏周”展出。

在南非象群的一个重要成员死后，研究人员马丁·梅雷迪思在他的书中描述了一场典型的死亡仪式：

> 死去母象的所有亲属，包括它的幼崽，都用象鼻轻轻 218
> 抚摸它的身体，试图把它抬起来。整个象群发出巨大的轰鸣声。人们看到那只幼崽正在哭泣，并发出类似于尖叫的声音，但随后整个象群陷入了不可思议的沉默。然后，象群开始往尸体上扔树叶和泥土，并折下树枝盖在它身上。接下来的两天，它们一直守在它身旁。它们有时不得不离开去找水和食物，但总会回来。

当发现大象的尸体时，象群会用象鼻轻轻触摸骨头或身体。它们保持安静，用树叶和草覆盖尸体。众所周知，在死亡发生后，其他的大象家庭会在丧亲的家庭身边陪伴几周，也会经常周期性地重访墓地。在肯尼亚，一头大象踩踏了一对人类母子，它停下来埋葬他们。

空中的动物也会悼别。喜鹊是唯一能在镜子中认出自己的非哺乳动物。科罗拉多大学的马克·贝科夫博士说，或许正是因为这种区分自我与他者的意识，喜鹊能够“感受悲伤并举行葬礼”。他观察到五只喜鹊中的一只死亡，这样描述道：“一只喜鹊走近那具尸体，轻轻地啄了一下——就像大象用鼻子拱另一头大象的尸体——然后退了回去。另一只喜鹊也做了相同的事情。”

他继续写道：“接着，其中一只喜鹊飞走了，带回来一些
219 草，放在尸体旁边。另一只喜鹊也做了相同的事情。四只喜鹊都站了几秒钟，然后一只接一只地飞走了。”

即使是在海底，死亡也不会是无声无息的。海狮、海豚和海豹都会因为失去孩子而号哭很多天。即便胎死腹中，母亲也会在许多天里与孩子保持亲近，搂抱、轻触和呼唤它。2018 年 7 月，一只名叫“塔勒阔”的虎鲸妈妈带着死去的幼崽长达 17 天，用鼻子推着它长途跋涉数千英里。

关于人类的死亡，这些动物的行为告诉了我们什么？生者与死者之间越来越远的距离将如何影响我们的悲伤？

瑞安·伯克对这种丧子的切肤之痛深有体会。她的儿子乔治在一岁一周零一天时突然死于严重的感染。在干净高效的急诊室，没有地方可以安放乔治，没有地方可以让家人触摸和陪伴他，也没有东西可以用来包裹他。瑞安只能跟在护士身后，护士抱着她死去的儿子穿过走廊，经过围观的人群，来到一间封闭的、墙上贴着卡通人物的儿童病房。只有在这里，她才能和乔治待在一起。她的丈夫保罗非常痛苦，五天后从当地的一

座桥上跳下自杀。

西方世界正在流行一种拒斥死亡的传染病。甚至在有人已 220
经去世后仍然如此。殡葬师凯特琳·道蒂在她的著作《烟雾弥漫你的眼》中描述了如今很常见的侵入性但通常不必要的葬礼实践，比如快速从家中移走尸体，极端的防腐技术，以及剥削性的、非自然的瞻仰仪式。

黑猩猩、大象、海豹甚至鸟类都向我们表明，在挚爱之人死后与他共度的时光，就像是一根用千百万年的死亡编织成的金线。道蒂说，以前尸体在哪里，家就在哪里。但现在，它们被安置在配有光鲜宣传册的、冷藏的、商业化的跨国工业设施中。家曾经是支持网络汇聚的地方，是提供和接受朋友帮助的地方。你的父母或孩子去世后，你会在那里住上几天的地方。甚至在重症监护室里，丈夫、妻子、父亲、母亲与死去的亲人同床共枕也是常有的事。只是为了抱着他。只是为了陪伴。

不通过哀悼的黑暗透镜，就很难理解这些跨物种的古老仪式。这些仪式或许有助于我们应对死亡。研究表明，花时间和死者在一起，可能会减少悲伤的持续时间和严重程度。

瑞安坐在家里，周围摆满了鲜花，以及她的男人和男孩的照片——他们在不到一周的时间内相继去世。瑞安做了一件真正了不起的事情，她用自己的悲伤帮助别人。

瑞安没有让这些难以想象的事情摧毁自己，而是创立了慈 221

善组织 2wish，资助医院建立贴心的家庭室——这些房间是专门用来宣布坏消息的，里面安装了丧亲盒，可以在亲人突然死亡后用手印和剪发制作永恒的回忆。她希望不再有父母抱着孩子穿过走廊。今天，当我坐在我们的家属室，多亏了瑞安的力量，患者亲属们才有了比她更好的体验。在黑暗中工作，意味着你能看到一切。美好的时刻带来快乐，糟糕的时刻带来体验和感激。

该慈善组织的吉祥物是一头大象。

第十五章　392 岁生日快乐

它可能会把整个养老院烧成平地。幸运的是，蛋糕不够 223
大，插不下 117 支蜡烛。

安德烈修女是欧洲最年长的人。她见证了第一次世界大战、俄国革命、电视机的发明、第二次世界大战、脊髓灰质炎疫苗、彩色电视机、妇女投票权、1918 年流感大流行、经济大萧条以及现在的新型冠状病毒感染大流行。

2021 年 2 月，她在法国土伦庆祝 117 岁生日，午餐包括波特酒，接下来端上桌的是鹅肝配热无花果，主菜是烤阉鸡配蘑菇和红薯，然后是奶酪双拼和一杯红葡萄酒。最后是一份覆盆子和桃子口味的热烤阿拉斯加冰淇淋，以及一杯香槟。没有看到扎着牙签的小香肠。

安德烈修女声称，每天喝红葡萄酒是她长寿的秘诀，也是她在感染新型冠状病毒感染后能够幸存的原因，而她在养老院的 10 个年轻朋友却去世了。今天，在 117 岁生日之际，她“状态极佳，非常快乐”。

224 她于1904年出生在法国南部的一个小镇，先后在马赛和巴黎担任家庭教师。她在19岁时皈依天主教，信奉上帝；25岁时转行从医，成为一名护士，照顾老人和孤儿。40岁的时候——当时被认为是晚年，但实际上她的人生只过了1/3——她听从宗教的召唤，把自己的名字从露西尔·朗东改成了安德烈修女，从此成为一名修女。“安德烈”是她已故哥哥的名字。

当安德烈修女确诊新型冠状病毒感染的时候，她对记者说：“我不害怕，因为我不害怕死亡。如果你在青少年时期经历过一次造成数千万人死亡的大流行，见证了两次世界大战的恐怖，你就会把事情看得更透彻。”

记者问她对当前的大流行的看法，她简单地说：“它会来也会走。”

虽然安德烈修女坚忍不拔，但她每天都在接近人类寿命的上限：122岁。[1]图表显示，几个世纪以来，人类的预期寿命在不断地提高，但这个数字其实是被扭曲了，因为婴儿死亡率也在降低。尽管有了各种维生素、红葡萄酒和植发手术，但几代人以来，人类寿命的真正上限几乎没有变化。

老实说，我也不害怕死亡，只是怕活得太快或太慢。安
225 德烈修女提醒我们，死亡只有几分钟，但生命是永恒的。到

---

1 2023年1月17日，安德烈修女在法国土伦的养老院中去世，享年118岁340天，是史上第四长寿的人。最长寿的是法国人让娜·卡尔芒（1875—1997），活了122岁164天。

最后，我们只是送彼此回家。但我们为什么会死？我们必须死吗？

和安德烈修女一样，哈丽也经历了很多——第一次世界大战、俄国革命、电视机的发明、第二次世界大战、脊髓灰质炎疫苗、彩色电视机、妇女投票权、1918 年流感大流行、经济大萧条。亚伯拉罕·林肯在哈丽 35 岁时被暗杀。1912 年泰坦尼克号沉没时，哈丽已经 82 岁了。一个叫查尔斯·达尔文的英国人来过它家，把它装进箱子里，带着它驶向澳大利亚。哈丽是一只巨大的加拉帕戈斯象龟。

据报道，哈丽是达尔文在加拉帕戈斯群岛捕获的三只陆龟之一。它最初被带到英国，后来又被带到澳大利亚，当时它只有 5 岁，还没有一个餐盘大。由于弄错了性别，哈丽最开始的名字是“哈里”[1]，以布里斯班植物园的创建者哈里·奥克曼的名字命名。哈丽在已故的史蒂夫·欧文拥有的动物园中声名鹊起，后来在 2006 年去世，享年 176 岁。哈丽没有使用过美容霜或防腐剂，没有喝过红葡萄酒，也没有服用过多种维生素，但它轻松地击败了人类对手。

哈丽甚至不是最长寿的乌龟。吉尼斯世界纪录认证的最长寿的乌龟是 188 岁的马利拉，它是英国探险家詹姆斯·库 226

1 这只陆龟大约在 1841 年被带到澳大利亚，当时的名字是“哈里”，直到 20 世纪 60 年代，一位来自夏威夷的动物园馆长才指出这是一只雌龟，于是改名为“哈丽”。

克船长在 17 世纪 70 年代赠送给汤加王室的一只马达加斯加陆龟。[1]

乌龟并不是唯一比我们长寿的动物。格陵兰鲨至少能活 272 岁，其中一些甚至从 392 年前游弋至今，当时梵蒂冈的圣彼得大教堂刚刚完工，伽利略刚刚抵达罗马，接受宗教裁判所的审判。新西兰喙头蜥的寿命超过 100 岁，灯塔水母不断地在幼年期和成年期之间循环，在船底环游世界。它可以永生不死。有了这样的生物，谁还需要独角兽和仙女呢？

理解这些长寿奇迹的方法和原因，不仅仅有利于那些需要大量的维生素输液和干细胞注射的好莱坞演员。更深刻地理解长寿的机制，可以帮助人类在标准寿命内提高生命的质量。慢性疾病侵蚀了我们的晚年，许多疾病的原因是我们正在缓慢地接近生命的极限。在接近生命终点的时候，癌症、关节炎和痴呆的发病率急剧上升。因此，理解如何更好地控制甚至绕过衰老机制，其目的不是帮助我们治愈死亡，而是改善生命。很少有人希望自己的生日蛋糕上像格陵兰鲨的蛋糕那样插 392 根蜡烛，但很多人希望在庆祝自己的百岁生日时沿着街道跳康加

---

1 有趣的是，马利拉在活着的时候也被认为是一只雄龟，直到死后才发现是一只雌龟。另外需要补充说明的是，印度加尔各答的动物园中有一只阿尔达布拉象龟，名叫阿德维塔，在 2006 年去世时活了 255 岁，但这一说法未得到吉尼斯官方确认。南大西洋的圣赫勒拿岛有一只仍然在世的阿尔达布拉象龟，名叫乔纳森，截至 2025 年已经活了 192 岁，超过了马利拉创下的记录。

舞。其中来自非洲的奇怪盲眼生物——裸鼹鼠——可以帮助我 227
们实现这一愿望。

肉乎乎的圆鼻子，像一个剃过毛的屁眼。脸中间伸出两颗泛黄的牙齿，周围长满了粗糙的胡须。两侧的脸颊上镶嵌着两只小眼睛，还有折叠的小耳朵，浑身覆盖着像小猪一样的松弛、粉红的皮肤。这就是乔，来自东非热带草原的地下。从1982 年出生到现在，乔没有任何变化，尽管它马上就要过一个重要的生日——40 岁生日！乔就像超级英雄电影中的角色，几乎不会衰老，不会感到疼痛，也不会得癌症。它不会赢得任何选美比赛，但可以帮助我们长生不老。

类似大小的哺乳动物，比如小鼠，寿命大约是 4 岁。裸鼹鼠的寿命应该是 6 岁，但通常能活到 30 岁，而且直到最后仍能生育。这相当于人类在 300 岁时生了一个孩子。最引人注目的是，裸鼹鼠打破了一个基本的衰老定律，即冈珀茨定律。该定律以英国数学家本杰明・冈珀茨的名字命名，他在 1825 年发现，哺乳动物的死亡风险随着年龄指数级升高。人类的死亡风险每 8 年升高 1 倍。[1] 然而，裸鼹鼠达到性成熟后，其死亡风险在余生中完全持平，为万分之一。

---

1 这里需要补充一个前提，该定律描述的是大约 30 岁到 80 岁的年龄段。在 30 岁之前，死亡风险先降低后升高。（参见理查德・谢泼德《七种死亡》，译林出版社 2023 年版）30 岁之后，死亡风险呈指数级升高。80 岁以后，死亡风险的升高速度会减慢，但这个理论尚未得到确认。

228 裸鼹鼠确实会衰老，确实会生病，但这些过程都极其缓慢。我在 30 岁的时候骨头已经变薄，相比之下，裸鼹鼠的骨头仍然很结实。它们不会随着年龄的增长而发胖，但最令人惊讶的是它们血管中发生的事情——没有变化。

罗谢尔·布芬斯坦从 20 世纪 80 年代开始研究裸鼹鼠，目前在谷歌 Calico 抗衰老实验室工作。她说：“从 6 个月到 24 岁，我们研究的每一项心脏功能指标都没有变化。”它们的血管不会硬化，不会积累脂肪沉积，而心脏仍然高效地收缩。

重要的是，不要过度地解释和应用这些数据。裸鼹鼠是一种非常奇特的哺乳动物，几乎是冷血动物，新陈代谢率很低。必须非常非常谨慎，才能将这些结果直接应用于人类。然而，这些研究确实表明，人在晚年患上慢性疾病的自然过程并不是必然的。研究表明，裸鼹鼠体内有很好的 DNA 修复机制和大量的侣伴蛋白分子，可以保证蛋白质的正确折叠。正是 DNA 修复和折叠的错误最终导致了癌症。裸鼹鼠的基因还能识别细胞的过度拥挤（这是癌症的早期标志），以及阻止细胞的进一步分裂。这些
229 发现指向了抗癌药物可以针对的新机制，指向了可以应用的预防性治疗，指向了我们对衰老的理解如何改善患者的生命。

综上所述，科学家现在认为裸鼹鼠“过着脉冲式的生活”[1]，

1 这句话引自圣路易斯华盛顿大学文理学院的生物学讲师斯坦·布劳德博士，出处是埃琳·富尔茨于 2007 年 10 月 4 日发布的新闻稿《丑小鼹鼠可能掌握长寿之钥》。——原书注

它们有活动频繁的时期，也有较长的休整期——在此期间，它们几乎处于假死状态。它们生活在多达 300 只的庞大群落中，通常是氧气含量很低的地下洞穴深处。这或许可以解释它们对低氧含量的极端免疫力，而这种低氧含量足以引发人类的中风或心脏病发作。裸鼹鼠可以在含氧量仅为 5% 的空气中存活至少 5 个小时，而我的重症监护室病人在低氧环境中暴露几分钟就会出现脑损伤。裸鼹鼠甚至可以在零氧环境中生存长达 18 分钟。在这种情况下，它们的心脏几乎停止跳动，它们会失去知觉，可一旦接触正常的空气，它们就会完全恢复。

之所以能做到这一点，原因之一是，在生物休整期，它们不使用以葡萄糖为燃料的常规代谢途径，而是切换为使用果糖——果糖是存在于水果中的糖。目前正在研究利用这些新代谢途径来治疗心脏病发作、中风等人类疾病的药物。裸鼹鼠极少像其他动物那样死于自发性疾病，它们主要死于外伤或感染。

这项研究令人震惊，并且有可能改变人们的生活，但我还 230
是需要问一个问题："这样行吗？"每年有 50 万儿童死于腹泻，我们却像挤牙膏一样竭力获取最后一年的寿命。在一些重症监护室中，我们每天花在虚弱病人身上的费用高达 6 000 英镑；而只需要用这笔钱买 2 000 顶蚊帐，就可以保护疟疾儿童的生命长达 100 年。全球每年售出价值 30 亿美元的肉毒杆菌毒素，但在全球大约 1 亿需要胰岛素的人中，有一半负担不起。世界卫生组织估计，用于艾滋病研究的费用为10亿美元，用于抗击疟疾的资金为5亿美元。相比之下，全球用于治疗男性秃顶的手术费用约为20亿美元——而仅仅一顶帽子就可以解决这个问题。一家商业公司，Libella基因治疗公司，正在向志愿者收取100万美元的基因治疗费用，声称这种疗法可以逆转衰老长达20年。话说回来，你真的想长生不老吗？

纳瑞拉特和她的丈夫萨哈通跪在光滑的石头地板上，将一件小女孩的白色连衣裙紧紧抱在胸前。他们一边诵经祈祷，一边让自己的倒影反射在抛光的金属缸中。里面装的是他们2岁女儿的冷冻大脑。

231 几个月前，爱因兹在家乡曼谷首次确诊脑癌。她的父亲是一名激光科学家，一直在拼命研究治疗她癌症的新方法。但在经历了10次手术、12轮化疗和20次放疗之后，她已经没有任何希望了。

在巴厘岛的时候，我见到了获奖记者兼电影制片人佩林·韦德尔。她一边吃着热汤面，一边向我讲述了她的纪录片《冻结的希望》。这部纪录片的剧组跟踪拍摄了这个家庭冷冻女儿大脑的非凡决定，家人们希望有一天她能再次活着。

在曼谷，爱因兹临终的时候，她的妈妈握着她的手说：“总有一天你会回来的，做回我的女儿。妈妈非常爱你。”随后，她的身体被迅速冷却，运往亚利桑那州。在那里，她的大脑被取出，并用液氮保存在零下196摄氏度的低温中。

这家人希望，将来找到治疗爱因兹疾病的方法，她还能复活。爱因兹现在“生活”在亚利桑那州的阿尔科生命延续公司的总部——亚利桑那州是美国最炎热的州之一，爱因兹却被冷冻了。她是使用这种技术保存生命的最年轻的人。爱因兹的哥哥马特里克斯现在正在从事科学研究，希望能找到一种方法，在未来的某个时候让他的妹妹复活。

我们这些裸猿能够登上月球，冒险前往火星，理解弦理论，也许我们很快就会把死亡完全丢给历史书。如果我们不死，生活会更好吗？在距离爱因兹冷冻大脑的亚利桑那州
1 600 英里远的地方，加拿大荒野中发现的一种类似于松鼠的 232
小动物或许能帮助马特里克斯拯救他的妹妹。

原住民长期生活在落基山脉的高山密林之中，以狩猎野牛、捕鱼和设陷阱为生。现在的班夫国家公园曾经是一个神圣的地方，原住民在这里采药，在温泉中举行治疗仪式。然而，有一种小动物生活在地下，它们没有取暖用的火，没有熊皮，甚至在一年中的大部分时间不需要寻找食物。一年中只有 1/3 的时间能听到黄腹旱獭的高亢鸣叫，因为另外 2/3 的时间它们都在睡觉。几乎冻僵，完全静止。

黄腹旱獭的奇妙之处不在于它们做了什么，而在于它们不做什么。在加拿大，在喜马拉雅山和阿尔卑斯山等山区，黄腹旱獭每年有 8 个月的时间在冬眠。这种全身“关机”的状态会影响许多器官：心脏从正常的每分钟跳动 120 次降至每分钟 3 到 4 次，肝脏开始利用大量的糖原储存制造葡萄糖。令人惊

讶的是，虽然黄腹旱獭的心跳缓慢，但血压保持正常，这要归功于它们的血管的收缩方式。它们的呼吸也会降低到每分钟 2 次，体温会下降到 5 摄氏度。值得注意的是，在冬眠期间，黄
233 腹旱獭的遗传时钟暂停了，衰老似乎在时间上被冻结了。对于那些曾被困在冬日小屋中，除了喝热巧克力、吃芝士火锅便无所事事的人来说，黄腹旱獭毫无食欲这一点同样令人惊叹。一种名为“阿卡地新”的化学信使会关闭食欲，抑制大脑中与肥胖有关的区域。

尽管这或许支持了“深冻冷藏可以延长人类寿命”这一概念，但黄腹旱獭在 5 摄氏度的低温下生存 8 个月的能力，无法与爱因兹在亚利桑那州的冰箱相提并论。但两栖动物也许能帮上忙。

即使按照加拿大的寒冷标准，在阿拉斯加过冬也需要非常极端的适应性。林蛙相当于这种环境下的威姆·霍夫。[1] 北极圈以北的气温会下降到零下 35 摄氏度，仅仅通过减慢心跳是不够的。在这种温度下，柴油也会结冰，因此血液几乎不可能在体内正常流动。但林蛙有防冻的窍门。

冬眠之前，林蛙会大幅提高体内的葡萄糖浓度，使其成为天然的防冻剂。就像在路面上洒沙砾，更高的葡萄糖浓度可以降低液体的凝固点，防止器官中形成冰晶。这使得身体组织

1 威姆·霍夫，荷兰极限运动员，以擅长抵御低温而闻名，被称为“冰人”。

可以以渐进的、可控的方式冷冻，然后在温暖的月份安全地解冻。但就像黄腹旱獭无法与林蛙竞争，林蛙也无法与极北鲵竞争。

20 世纪 30 年代，苏联马加丹港有过一段混乱的历史。在 234
士兵行军和囚犯死亡的同时，一只极北鲵被困在一个地下的树桩冬眠点。在灌满水后，树桩的缝隙形成了一个楔形的冰块，即使在夏天也不会解冻。这就成了极北鲵的家。后来囚犯被释放，苏联解体，泛舟的游客取代了囚犯，很久很久以后，马加丹北方生物问题研究所的一个团队发现了被困的极北鲵。它已经在那里待了 90 年。

这并不是他们发现的最古老的标本。有些标本是在 14 米深的多年冻土中发现的，沉积于 12 000 多年前的更新世。该研究团队已经证明，极北鲵可以在零下 50 摄氏度的环境中生存。但这是第一只在漫长的 90 年冰冻后复活的极北鲵。研究团队描述了他们如何把它放入一桶冷水，帮助它缓慢解冻。首先，外面的冰融化了。几个小时后，它开始游动。它度过了“冻结的希望”。

这种存活非常惊人，其关键在于缓慢而稳定地冻结。极
北鲵会死于突如其来的霜冻。和林蛙一样，它们需要时间来适 235
应，从而产生另一种“防冻”化学物质。极北鲵使用的防冻化学物质比高浓度的糖效果更好，更像是行驶在西伯利亚荒野中

的汽车上使用的化学物质。极北鲵巨大的肝脏会产生甘油等醇类化合物，防止冰晶损坏器官。研究人员发现，随着甘油防冻剂在极北鲵的体内扩散，虽然皮肤下形成了一些冰晶，但主要组织仍保持弹性，看起来很健康。它们的肝脏占身体的比例是所有脊椎动物中最大的。肝脏是源源不断地提供能量的发电站，在漫长的冰冻期将储存的糖原转化为能量。

爱因兹像极北鲵一样起死回生的可能性微乎其微，但这些极端寒冬的生存者可以为人类医学的许多领域提供经验。研究如何保护极端低温下的组织，可能会让我们找到保存待移植器官的新方法。我们已在经历深低温心脏骤停的患者身上复制了这种缓慢、稳定、安全的冻结速率——深低温心脏骤停是指，在对大脑和心脏的血管进行高风险手术时，大脑和心脏会在有限的时间内“停机”。使用从酒精中提取的防冻化合物，或许能为人类在极端条件下求生提供新的突破，在未来甚至可能应用于爱因兹这样的病例。

236 如果你在长达 100 年的寒冷睡眠后醒来，你会想些什么？你的身体可能会活下来，但你的心灵呢？我们已经陷入了一场心理健康危机的大流行，并且伴随着严重的药物滥用问题。在现在和未来不断延长的人类生活中，动物能教我们如何保持头脑清醒吗？

第十六章 破裂但未破碎

提供冻存大脑服务的生命延续公司很少讨论长生不老的心理问题。现代医学可以让关节不再吱吱作响，可以让皮肤不再松弛，但我们的心灵可能会崩溃。当你的父母、儿女、邻居、朋友和敌人都去世后，生活可能会像单独监禁一样。 237

即使没有额外的寿命，每年也仍有 1/4 的人在与心理健康问题斗争。在英国，自杀是 20 岁到 35 岁之间的青壮年男女的首要死因。也许我们应该少担心癌症夺走生命，多担心我们自己终结自己。这是人类独有的现象吗？难道智人天生就要哭泣吗？也许这些都是人类为获得智慧、创造力和爱而必须付出的代价。那么，动物能否帮助我们拭去眼泪？

凯文头朝下从桥上跳下的那一刻，他不想死了。但为时已晚。他从砖红色的金门大桥上坠落，以每小时 75 英里的速度 238
撞击在混凝土般的水面，相当于从 25 层楼的高度跳下。

凯文的自杀之旅早在他出生前就已经开始了。当他只有几个月大的时候，有人发现他独自躺在旧金山贫民窟的一张污迹斑斑的床垫上；凯文被送去寄养，他的父母染上了毒瘾，直到他们因为早逝而终结这一切。虽然有了慈爱的养父母，但凯文在 17 岁以后仍在与自己的思绪斗争。他的高中戏剧老师是他的榜样，但这位老师朝自己头部开枪自杀了。7 个月后，2000 年 9 月 25 日，死亡似乎是唯一能让 19 岁的凯文摆脱躁郁症带来的幻听的方法。

5 000 英里之外，10 岁的亨德里克斯也从一座桥上跳了下去。这只金毛寻回犬加入了其他 500 只狗的行列，它越过欧沃顿桥冰冷的石壁，亲吻着苏格兰乡村充满绿意的田野。欧沃顿桥被人们称为“狗自杀桥”。

这两个故事有什么共同点？为什么人类用毒品、不睡觉和自杀来伤害自己？动物如何帮助我们治愈这些心中和脑中的、而非皮肤上的伤疤？亨德里克斯能帮助凯文吗？这两只本应该死去的动物，是如何活下来的？

239 我的狗切斯特朝声音的方向奔去，细长的舌头从嘴角垂下来，在空中摇摆。它听着脚步声，在铺满砾石的车道上快速奔跑，红色的毛发向脸的两侧散开。它扑向背书包的人，尾巴像调到最高档的雨刷器。它舔他们的脸，用卷曲的爪子抓他们的腿。看到这一幕，没有人会否认切斯特是快乐的。它绝对欣喜若狂。这一切都是因为我的女儿放学回家了——和她上学的每一天一样。

我们不需要给狗做磁共振成像（MRI）扫描就能证明它可以体验到快乐。而扫描结果显示，当狗与人类主人团聚时，它们大脑中的一块区域会变得活跃——人类用相同的区域处理快乐。从灵长类动物到小鼩鼱，大多数哺乳动物都是如此。但是，悲伤是否会与快乐同行，就像是一位不受欢迎的乘客？如果是这样，动物能帮助我们理解和控制人类的抑郁吗？

约翰·丹尼尔和其他同龄男孩不一样，在 3 岁时有了自己的卧室，学会在便盆中上厕所，去学校，自己铺床，甚至自己洗碗。丹尼尔喜欢坐在鲜红色的敞篷汽车里，在自己的英国小村庄兜风。丹尼尔出生后不久，父母在非洲被枪杀了，此后丹尼尔的生活一直很艰难。但是，30 岁的爱丽丝·坎宁安拯救
了丹尼尔，在伦敦斯隆街的一栋房子和格洛斯特郡的乡村小屋 240
里抚养丹尼尔长大，对丹尼尔视如己出。

约翰·丹尼尔举止优雅，喜欢许多标准的英式礼仪，与爱丽丝的朋友一起参加晚宴，在周日喝下午茶。丹尼尔还喜欢在傍晚喝大量的威士忌，在屈利的老王冠酒吧外的乡村草地上喝冰镇啤酒。这个学步的儿童酒量很好。因为约翰·丹尼尔是一只 100 千克重的非洲低地大猩猩。

1921 年，4 岁的约翰·丹尼尔已经长得太大了，无法在家中得到安全的照顾。爱丽丝不情愿地把它卖给了一个美国人，这个美国人承诺会给它更好的生活。然而，约翰·丹尼尔跟随著名的巴纳姆马戏团巡回演出，尽管它并没有进入休·杰克曼

主演的《马戏之王》的角色名单。[1] 由于思乡心切，加上想念爱丽丝和它的朋友们，约翰·丹尼尔的健康状况迅速恶化。它的新主人给爱丽丝写信说：“约翰·丹尼尔因为思念你而悲伤，你能不能马上过来？”

爱丽丝搭上了第一班从利物浦到纽约的船。途中，她收到了约翰·丹尼尔因悲伤而去世的消息。

将动物抑郁和自杀的案例拟人化，这是有风险的。窥探动物的情感生活可能超出了人类的理解范畴。当一只海豚听到
241 失散多年的孩子发出的声呐信号时，我们怎么能体会到它的感受？蜜蜂在灿烂的紫外线下观看花朵，章鱼在受到惊吓时变色，这又是什么感觉？

尽管存在这些局限，但我们还是应该承认人与动物的一些相似之处。人类和其他社会性动物一样，生来就不适合独处。我们在部落中进化，我们需要互动、共存和交流。许多灵长类动物在圈养的过程中被剥夺了这些有意义的社会联系，这种缺失引发了某种生理反应，与人类的身体创伤和重症疾病相同。德斯蒙德·莫里斯在《人类动物园》一书中坦承，从过去部落草原上的生活，到如今数百万人被挤压的生存方式，这是非常痛苦的转变。他说：

---

1 菲尼亚斯·泰勒·巴纳姆是美国著名的马戏团经纪人。2017 年的电影《马戏之王》是根据他的经历改编的。

“城市不是混凝土丛林，而是人类动物园。”

我们能从动物身上学到什么，来帮助我们更轻松地从非洲平原过渡到人类动物园？如果切斯特不再快乐地迎接我们回家，我们可能会担心它得抑郁症，带它去看兽医。兽医会询问切斯特的饮食、运动量，以及当我们白天上班时它和谁在一起。只有在改变切斯特的生活环境却依然没有效果的时候，才会使用兽医开的处方笺。但人类医生从来没有问过这些问题，尽管“生物心理社会模型”[1] 从 20 世纪 70 年代以来就已成为医学培训的标准内容。

真相是，很难改变生活中的这些混乱部分。正如《我的快乐还有救吗》一书的作者迪安·博内特博士所说：“也许，对抗抑郁药的依赖是由于医学专家在时间、金钱和工作量方面承受着难以置信的压力，而替代疗法需要与训练有素的专家进行 242
长时间的一对一交流，而不仅仅是每周吞服几粒药丸。”

这并不意味着要否定许多严重心理健康障碍（包括凯文的情况）的生理基础、生物基础或神经递质基础。很明显，在某些情况下，药物和医疗干预是必不可少的，要么替代环境变化，要么与环境变化一起使用。动物可能也是如此，在过去的 10 年里，动物使用抗抑郁药的情况有所增加，80% 的兽医给狗开过人类药物百忧解。

1 生物心理社会模型诞生于 1977 年，该模型的核心理念是：疾病和健康是生物因素、心理因素与社会因素相互作用的结果。

值得庆幸的是，通过鼓励人类医生学习兽医的行医方式，人类医学正在发生变化。如今，全科医生被鼓励使用“社交处方”，他们在处方笺中写下健身房会员、艺术课程甚至喜剧演出，这些东西取代了药物。就像兽医询问切斯特的饮食、锻炼和社交生活，促进人文关怀如今是管理患者的情绪障碍的核心。这种社交处方克服了时间限制和壁垒，将患者的一对一需求外包给人类所属的地方——社会、部落和外界。这是回归人性。这种变化又回到了兽医和宠物主人长期以来治疗动物情感障碍的方式。

243 最好的情绪补剂可能不是药物，不是社交处方，而是另一种生活——动物的生活。孤独是老年人的主要杀手，排在癌症和心脏病之前。孤独者早逝的风险是社交活跃者的 10 倍。孤独对健康的危害不亚于每天抽 15 支烟，是比肥胖更严重的风险因素。通过俱乐部、兴趣爱好和社交团体重新建立社会联系可能会有帮助，但一只猫、一只狗甚至一只山羊也可能有作用。

长期以来，赛马的主人用山羊作为伴侣动物，安抚赛马在重要比赛前的紧张和焦虑。有时，竞争对手会偷走赛马的伴侣动物，从而扰乱它们的情绪，因此有了“got your goat”（激怒你）的说法。美国赛马艾尔达费非常依恋他的伴侣山羊谷歌（Google）。有一次，在肯塔基州的一场重要比赛前，由于谷歌被留在马厩里，艾尔达费悲痛欲绝。很快，这只山羊坐飞机与艾尔达费团聚，而艾尔达费最终赢得了一场奖金为 10 万美元的重要比赛。为了防止类似的情况，艾尔达费现在有了第二只伴侣山羊，名字叫雅虎（Yahoo）。

人类越来越多地使用伴侣动物应对癫痫、慢性疼痛等一系列疾病。这个研究领域难度很高，而且有许多空白。但研究表明，使用伴侣动物对生理健康、心理健康和社会健康有很多积极影响。在孤独症等神经发育障碍、抑郁症、康复甚至痴呆症方面，积极影响尤为显著。

在我所在的重症监护室里，每周最精彩的时刻莫过于我们 244
的新员工玛吉的访视。玛吉是一只 9 岁的雌性金毛寻回犬，它每天都会独自查房，看望危重病人、家属以及疲惫的医护人员。我经常觉得，玛吉的晨间散步比我早上的查房有用得多。在玛吉的第一次访视中，神经专科医师惊讶地发现，一位重度中风的患者用右手抚摸了它柔软的皮毛。虽然进行了几周的强化康复，但这是这位病人第一次能够移动自己的手。"狗毛疗法"[1] 毕竟还是有科学依据的，只不过不是用来治疗宿醉，而是用来救助危重病人。抚摸（stroke）可以帮助治疗中风（stroke）。

1970 年 4 月，美国动物权利活动家、前驯兽师瑞克·欧贝

1 原文是"hair of the dog"，意思相当于"以毒攻毒"。这个短语源自苏格兰的一种民间传说：如果你被狗咬了，把那只狗的毛发敷在伤口上，就可以治疗狂犬病。同样，如果一个人喝酒太多导致宿醉，可以让他在 24 小时内喝一杯同样的酒，从而实现解酒的目的。（当然，这些方法都没有科学依据。）

瑞拜访了迈阿密水族馆的雌性海豚凯茜。凯茜是电视节目《海豚飞宝》的主角，它的身影占据了我童年时代的周日下午。它是一只聪明的海豚，帮助破获了当地的犯罪，就像是水下版的神犬莱西。[1] 最早是欧贝瑞捕捉了凯茜，并训练它参与演出。悲哀的是，退休以后，凯茜孤独地生活在一个小小的混凝土水箱中，这对于一种社会性动物来说是非常有害的。欧贝瑞说，凯茜在与他重逢后游入他的怀抱，然后沉入水箱底部。它拒绝浮出水面，最终溺水身亡。

凯文相信了那些告诉他必须去死的声音。他在第七版的
245 自杀遗书中草草地写道：“我不想继续待在这里了。致我最好的朋友。你会找到另一个最好的朋友。”相比之下，我们更难理解海豚凯茜或狗亨德里克斯的动机，后者从苏格兰的桥上跳下来。

被囚禁或承受压力的动物会表现出明显的自毁行为。无论如何，我们现在已经知道，许多都市传说，比如旅鼠的集体自杀，其实是恶劣生活环境的副作用。当密集的种群同时迁入，旅鼠就会发生大规模死亡。许多研究动物行为的专家强调，动物自杀是一个我们无法回答的问题。我们可以检视行为，但无法推断意图。从根本上讲，你必须首先知道自己活着，才能故意去死。除了少数的例外，这在动物身上很难证明。

1　莱西是 1954 年开播的电视剧《神犬莱西》中的角色。电视剧是关于男孩与狗的冒险故事，男孩遇到麻烦，莱西前来救援。

在一些明显的动物自杀案例中，可以完全排除故意自杀的意图。金线虫是一种寄生的蠕虫，以蚱蜢为宿主。当蚱蜢完全成熟后，金线虫会改变蚱蜢的行为，导致它们提前死亡，从而使金线虫能够在水中继续自己的繁殖周期。凯文不是蚱蜢，但丹麦的研究人员基于对 45 000 名妇女的研究，更好地理解了寄生虫感染如何影响人类的情绪。

弓形虫是一种古老的寄生虫，很可能是在公元前 4000 年 246
由埃及的家猫首次传染给人类，通常是在分娩期间由母亲传染给婴儿。相较于未感染弓形虫的妇女，感染弓形虫的妇女试图自杀的概率高 50% 以上，而自杀成功的概率是前者的 2 倍。寄生的弓形虫数量越多，上述风险越高，甚至没有精神病史的女性也不能避免。证明因果关系是非常困难的——糟糕的心理健康状况甚至可能增加弓形虫的易感性。然而，像蚱蜢这样的动物引领了这个重要的新研究领域。生活在我们体内的东西，可能会影响我们的思考方式和行为方式、生活方式和死亡方式。

萨尔瓦多·达利说过：“我不吸毒，我就是毒品。”他可能是对的。有人认为，如今被视为非法的毒品，实际上帮助塑造了现在的我们。美国神秘主义者特伦斯·麦肯纳创造了“石猿”一词，他认为迷幻蘑菇是进化的催化剂，促进了语言、想象力、艺术、宗教、哲学、科学和整个人类文化的发展。那幅 20 000 年前的洞穴壁画开启了我们的旅程，它很可能是一只威尔士石猿刻出来的。

凯文当然不可能通过毒品获得救赎，他的生活正是因为毒品才变得伤痕累累。虽然凯文的父母在他出生后才开始吸毒，但每 40 名孕妇中就有一人在怀孕期间使用成瘾药物，从而导致婴儿染上毒瘾。这是人类独有的吗？是否存在酗酒的动物和身为冰毒成瘾者的哺乳动物？理解动物的吸毒行为如何帮助凯文这样的人类？

247 从新型冠状病毒感染中康复一周后，我带着可怕的宿醉醒来。我失去了味觉和嗅觉，所以我的朋友发明了一种新游戏。他们能否在琳琅满目的烈酒酒吧买到一款我能够品尝出味道的酒？虽然酒的颜色和口感越来越怪异，但我什么味道都尝不出来。就连 63 度的朗姆酒也不例外。那天晚上在笑声、疯话与大合唱中结束。第二天早晨的感觉截然不同。

我亲身体验了酒精是如何让人类向明天借来欢乐。然而，这种“毒药”的流行在我们的猿类大脑中根深蒂固。研究表明，大约 1/5 的猴子更喜欢掺了酒精的糖水，而不是普通的糖水。年轻的猴子比年长的猴子更有可能喝酒，大部分青少年猴子都喝酒。罗伯特·达德利博士提出了“醉猴假说”，他认为灵长类动物喜欢酒精是因为发酵食物的热量更高。酒精对我们的吸引力可以追溯到 4 500 万年前出现的吃水果的猴子，或许是进化选择了醉酒的灵长类动物。

放眼整个动物界，酒精只是一种入门级的毒品。在崎岖的加拿大落基山脉深处，大角羊为了满足对致幻地衣的瘾，不惜偏离觅食领地几英里。为了更好地从冰冻的巨石上刮取毒品，它们把牙齿磨到只剩下牙龈。2009 年，（澳大利亚）塔斯马尼亚州检察长莱拉·吉丁斯报告说，小袋鼠给农作物安全带来了巨大的问题。它们“进入罂粟花田，像风筝一样飘飘然，在田里疯狂转圈”。当烂醉如泥的有袋类动物因为喜欢吸食鸦片而制造“麦田怪圈”的时候，谁还需要外星人呢？牛吃了有毒的 248
疯草就会兴奋。就像凯文出生后的几个小时经历的那样，这些毒素会传递给小牛，小牛在出生时就会上瘾。就连我的宠物猫埃尔莎也是个瘾君子。70% 的猫对荆芥内酯反应强烈，它的俗名是“猫薄荷”。这种类似于 LSD 的毒品是一种植物产生的性信息素，它能改变猫的行为，使它们打滚，喵喵叫或咆哮，变得亢奋或好斗，自慰，最终昏倒。美洲豹是家猫的远亲，它们也会寻找类似的含有迷幻剂 DMT 的植物。[1] 动物似乎都喜欢毒品。

罗布·皮利并不想嗑药。他只是想吃胡萝卜。不幸的是，他找到的根茎其实是野生毒堇，这导致他产生了疯狂的幻觉，并经历了一次濒死体验。几年前，罗布拍到了另一种好奇的动物，它们确实想嗑药。

在很小的时候，罗布的父亲就给他讲了祖母在印度的雨

1 LSD 的全称是麦角酸二乙酰胺，是一种强烈的半人工致幻剂和精神兴奋剂。DMT 的全称是 N,N－二甲基色胺，是一种色胺类致幻剂。

季驯服野生眼镜蛇的故事。他童年的家里充满了各种奇异的动物，从有毒的青蛙到绿色的蜥蜴。这种耳濡目染促使他学习动物学。后来，他加入一个世界顶尖的团队，利用伪装成动物的相机，在自然栖息地拍摄野生动物。

2014 年，罗布在莫桑比克花了几个小时观察他最喜欢的动物之一，宽吻海豚。他利用带有隐藏摄像头的塑料海龟与橡
249 胶河豚，进入了宽吻海豚的水下世界。罗布在前一天晚上和朋友熬夜畅饮冰镇啤酒，所以第二天早晨的宿醉和海浪的颠簸让他一时之间很难适应。不久之后，罗布拍到了野生海豚和朋友聚众吸毒的画面，这种毒品比毒堇和酒精更危险。

一群青少年海豚注意到一条独自游过的有毒河豚。它们用鼻子接触河豚，开始来回传递这种致命的生物。河豚含有河豚毒素，这种毒素的致命程度是可卡因的 12 万倍。相较于罗布的祖母驯服的眼镜蛇的毒液，河豚毒素的毒性强数百倍。它的毒性甚至超过 VX 神经毒剂和蓖麻毒蛋白。河豚毒素是人类已知的毒性最强的化合物之一。

然而，罗布看到这些青少年海豚“正在咬嚼河豚，并轻轻传递它。它们开始表现得很奇怪，把鼻子贴在水面转圈，仿佛被自己的倒影迷住了”。

该团队与专家一起研究了这种行为，得出了一个结论：海豚故意使用精确控制的毒素剂量，让自己进入兴奋状态。虽然完全没有学习过烹饪，但海豚在掌控毒素方面比日本河豚厨师更高明——他们需要经过多年的训练，才能为勇于冒险的食客

提供河豚刺身，其中的毒素足以让食客的嘴唇发麻，但不会致死。这是第一次有人描述海豚的吸毒行为。

不要急着冲进酒吧或者阿姆斯特丹的咖啡馆，把动物本 250
能当成你放纵的借口。毒品提醒我们社会连接的重要性。加拿大心理学家布鲁斯·亚历山大博士在1970年做的“老鼠乐园”实验，呼应了如今许多人类在孤独的混凝土丛林中备受困扰的现实。笼子里有两瓶水，一瓶是普通水，一瓶是掺有海洛因的水；研究人员已经证明，单独关在笼子里的大鼠会不断地喝掺有毒品的水，直到吸毒过量而死。亚历山大博士指出，如果大鼠可以自由地漫步、玩耍、社交和繁殖，情况就会不一样。大鼠不再死亡。大多数大鼠都会喝普通水，即使有些大鼠偶尔尝试毒品，也仅仅是以安全可控的方式短期进行，不会出现过量的情况。

结合人类根深蒂固的寻求毒品的行为，动物向我们指出了怎样的卫生政策有助于解决当今的毒品流行问题。空虚的人际关系，加上延续了数百万年的内在选择机制，简单而谨慎的“坚决说不”策略注定要失败。相反，从海豚、猿猴和大鼠身上吸取的教训，鼓励我们采取减少伤害的方法。在短短的20个月内，安全吸毒室在加拿大某省防止了230例毒品死亡；在丹麦的某个中心，800例过量吸毒得到妥善处理，未发生一例死亡。

这不是承认失败或支持吸毒，而是接受人类的行为和历

251 史，从而减少伤害。当道路交通死亡人数增加时，我们没有禁止汽车，而是推广了安全带。站在道德高地上是可以的，但很少有人能轻易地爬上那座山，从另一边欣赏风景。相反，让我们选择一条能阻止其他人掉下悬崖的路线。当青少年海豚摆弄致命毒药的时候，教育和政府应该重点关注减少伤害，而不是简单无效的“坚决说不”。你不可能清除海里的所有河豚，就像你不可能清除世界上的所有毒品。

在跳桥之前，凯文在两周中总共只睡了两个小时。他裹在扭曲的被褥里，像一团皱巴巴的纸巾；每次醒来时仿佛都会被闹钟嘲笑，因为时间几乎没有流逝。凯文清醒地躺着，他咽下夜晚的黑暗，越来越焦虑。他像一条漫无目的的鲸鱼。

五吨重的虎鲸在产下一头幼鲸后会连续三个月不睡觉。当今世界充斥着光彩夺目的网飞视频，那些不需要照顾孩子的人也被剥夺了睡眠。人类是唯一一种在不挨饿、不迁徙、不逃避捕食者的情况下故意不睡觉的动物。

马修·沃克在《我们为什么要睡觉？》一书中指出，与身
252 体的其他功能不同，睡眠是独一无二的，因为它缺乏储存机制。脂肪细胞储存的热量可以在宴会结束后很长时间内使用，但睡眠不是储存能量的电池，不能储存起来等明年的跨年夜再使用。睡眠时间或睡眠质量哪怕只是轻微地下降，都会对健康产生显著的影响：肥胖、癌症、心脏病和抑郁症的发病率更高。丹麦的护士证明多年的夜班会导致乳腺癌，从而获得

了赔偿。在我六七十岁退休之前，我还会积累无数个夜班——为了容纳夜班导致的肥胖，我的腰带早就松了一圈。弥补 44 年的睡眠不足，需要一个很长的懒觉，但遗憾的是，“懒觉弥补法”根本不起作用。尽管如此，社会还是会奖励早起的人——据说早起的鸟儿有虫吃。但每个人都有自己的睡眠需求和睡眠模式。有些人永远不会成为早起的鸟儿，但不要忘了，吃到奶酪的是第二只老鼠。[1]

人类是讲故事、听故事的机器，一直试图理解这个世界。睡眠则是我们组织、过滤和调整思绪的重要部件。凯文从金门大桥跳下之前没怎么考虑过自己的睡眠问题，所有的精神疾病都对应着异常的睡眠模式。人类需要听从我们的动物先祖，只在狩猎、旅行和照顾别人的时候才不睡觉。关掉“自动播放下一集”，你的生活就会迎来新的剧集。

凯文鲜红色的毛衣出现在我的笔记本电脑屏幕上。随着网 253
络连接的稳定，我可以看到他坐在亚特兰大的家中，周围都是超级英雄的漫画。这些漫画正是他在计划自杀的前一天送人的那些。凯文曾经是，现在仍然是百里挑一的人；有 2 000 多人从金门大桥上跳下，他是仅有的 39 名幸存者之一。有 26 名幸存者仍然在世，几乎所有人在离开桥体的那一刻，都和凯文一

1 “早起的鸟儿有虫吃”和“第二只老鼠吃奶酪”都是英语中流行的俚语。后一句话的字面意思是，当第一只老鼠被陷阱捕获，后面的老鼠就可以利用这个机会吃到奶酪。

样产生了悔意。

他的身体撞在灰色的水面上，背部受到极大的冲击。冰冷的海水麻痹了凯文的肌肉。由于不会游泳，他的身体开始下沉。但救援者立刻赶来。那是一位出色的游泳者，可以屏住呼吸长达 30 多分钟。凯文意识不清，感觉有什么东西在他身下打转，让他浮在水面，不让他沉下去。让他活下来。

“是赫伯特，”凯文告诉我，“一只海狮救了我的命。”

后来一位目击者证实，在海岸警卫队到达之前，一只海狮托着凯文长达 15 分钟。医生通过手术修复了他的身体，四周后，为了治疗他的抑郁、偏执和幻觉，凯文入院接受精神疾病治疗，那是七次中的第一次。

凯文能够活下来，多亏了两只动物。首先是海狮赫伯特，然后是沙皮狗马克斯，它帮助凯文度过了幸存后的许多艰难时日。凯文遇到了他未来的妻子玛格丽特，当时他还是住院的精
254 神病人，假扮成医院的工作人员，在访客日志中找到了她的电话号码。玛格丽特并不是凯文唯一结识的人类。凯文追踪了父母的过去，找到了失散多年的同母异父的妹妹和弟弟，以及姨母和表兄弟，这呼应了社会连接对动物的重要性。凭借这种支持，凯文取得了惊人的成就。

在圣玛丽精神病医院，方济各会修士、“医院的卓别林”乔治·切利鼓励凯文讲述他的故事，首先讲给自己听，然后讲给数百万听众听。在跳桥 7 个月后，犹豫不决的凯文向 120 名

学生讲述了他曾经想要自杀的经历，他的演讲充满了残酷的现实、同情心和鲜活的见解。他说："我完全崩溃了。当时我一团糟。"

两周后，凯文收到了几个孩子寄来的信，让他继续讲述自己的故事。继续传递希望和诚实。他做到了。现在凯文周游世界，用自己的故事作为预防人类自杀的工具。他的倡导工作变成了电影《自杀连锁反应》，该片在 2019 年英国电影学院奖的远见荣誉颁奖典礼中获得了最佳纪录片奖，纳尔逊·曼德拉的孙子为凯文颁奖。凯文的养父帕特里克·海因斯加入了戴夫·赫尔和保罗·马勒的行列，他们的生活也因为亲人从金门大桥跳下而发生了变化。他们成立了大桥围栏基金会。这个项目耗资 2.11 亿美元，从 2018 年开始，将在大桥下方 20 英尺处 255
悬挂长达 3.5 英里的防护网，并向大桥两侧各延伸 20 英尺。预计 2023 年完工。[1] 如果海狮赫伯特无法托起那些处于危机边缘的人，这些围栏可以做到。

凯文跳桥后活了下来，亨德里克斯也是如此——那只从苏格兰桥上跳下来的狗。它的皮肤擦伤了，它的爪子扭伤了，但在恢复的一周后，亨德里克斯便又在家附近的树林中奔跑。动物行为学家大卫·桑兹调查了"狗自杀桥"现象，排除了

1 1 英尺约合 0.3 米，1 英里约合 1.6 千米。截至 2024 年，防护网已经修建了 1.7 英里。延误主要是因为建设成本增加和部分人反对。不过据媒体报道，已修建的防护网正在减少金门大桥的自杀人数。

动物故意自杀的可能性。相反，他的实验发现，桥下的野生动物留下的气味会吸引狗，尤其是亨德里克斯这样的长鼻狗。再加上狗视角的局限以及桥旁小路的突然转向，狗被引诱着跳了下去。

当凯文产生幻听的时候，当他不能离开家的时候，日子仍然很艰难，他依然在挣扎。但是，坚持“十步计划”可以让凯文活下去，而不是试图去死。这些步骤与海豚、鲸鱼、猴子、大鼠等动物的经验遥相呼应，包括优先考虑睡眠，尽量减少使
256 用毒品，确保与他人的身体联系。凯文认为这样做不是逃避，而是回归人性。当他感觉自己破碎的时候，这些东西填补了他的空隙。有点像是日本的金缮艺术——用熔化的金子修补破碎的陶器——这就是生活发生的地方。发生在缝隙之间。他在缝隙之间遇到了他的妻子，他在缝隙之间帮助了其他许多人，他填补了这些缝隙，创造了一个更好的、崭新的整体。

凯文说：“当糟糕的感觉再次袭来时，我总是会告诉那些爱我、关心我、同情我的人。”

他继续说：“对于那些正在面临困境、看不到隧道尽头的灯光的人，我有一个请求：记住，灯光就在那里，希望就在那里，你必须设法到达那里，设法不断前进，直到抵达希望。”最后他下巴紧绷，坚定地对我说：“我将永远不会自杀。”

结语

很明显，动物知道的比我们想的要多，动物想的比我们知道的要多。 257

——艾琳·M·佩珀伯格

这是米娅第一次诊断癌症。米娅并不是肿瘤医师，只是很擅长帮助患有严重心脏病的人。但米娅知道埃米莉的左乳房有问题。米娅没有给埃米莉做检查，也没有问埃米莉任何问题。米娅不需要乳房 X 光摄影，也不需要胸部扫描。米娅只需要自己的鼻子，闻出癌症的味道。

其实米娅不是医生，但每天都在帮助埃米莉活下来。当严重心脏病导致埃米莉崩溃的时候，米娅就会打电话求助，并
从埃米莉的口袋中找出合适的药片。米娅闻出埃米莉的癌症， 258
挽救了她的生命，就像五年前埃米莉从一个非法幼犬养殖场把米娅救出来。米娅是一只迷你腊肠犬。它也是一只辅助犬。

埃米莉正在接受培训，打算成为一名兽医，米娅跳上她的

腿，用鼻子蹭她左乳房上方的肉。米娅接受的培训是帮助埃米莉治疗耳聋和心脏病，但它闭上眼睛，疯狂地舔舐，就像它舔舐瘀伤或割伤一样。它和她都知道出事了。仅仅一周后，埃米莉确诊了乳腺癌二期。经过手术和放疗，埃米莉在一年后完全恢复了。她仍然和米娅住在一起，同时照顾许多其他的搜救犬，给了它们第二次生命——就像她自己曾经得到的那样。

我们很早就知道狗能闻出人类的疾病，但这个故事强调了人类与动物的双向关系。埃米莉帮助了米娅，米娅也帮助了埃米莉。人类医学需要重新想象它与动物之间的糟糕姻缘——从剥削的姻缘变成互惠的姻缘。

人类健康与动物健康之间的铁丝网在很久以前就被撬开了。19 世纪的著名医生鲁道夫·魏尔肖在猪和人的身上都发现了蛔虫，于是创造了“人畜共患病”这个词，他指出了疾病如何在人和动物之间传播。我希望这本书能够说明，治愈也是如此。

20 世纪，卡尔文·施瓦贝在他的教材《兽医与人类健康》中创造了“同一种医学”这个词。这个简单的短语将人类医
259 学和兽医学结合成一个整体。我希望这本书能够说明，对于诊断、治疗、预防和理解疾病，迫切需要的是结合，而不是分离。

21 世纪，阿比盖尔·伍兹在《动物与现代医学的塑造》一

书中认为，动物长期以来塑造了现代医学，却没有从中受益。动物为人类奉献了生命，却没有得到回报。

像我这样的人类医生一直在透过这张铁丝网窥探，我们把脸贴得太近了，以至于我们的脸上留下了印记。问题是，铁丝网根本不应该存在。

让动物进入我们的关注圈[1]，进入我们的医学体系和护理体系，这应该不是一件难事。亿万富翁正在把目光投向其他星球，希望将人类延续到未来。让我们把望远镜对准地球，通过它放大我们没看见的或不了解的生命。细致观察会
使我们意识到人类错过的东西。在世的最伟大的博物学家大 260
卫·爱登堡直言不讳地说："我们一直以为这是我们的星球，它 96% 的重量来自人类和人类所吃的动物，我们用驯服替代了野性。地球由人类操控，为人类运行。我们已经侵占了地球。"

现在，全球大流行刚刚结束，让我们利用这个时刻觉醒吧。我们有能力思考和选择未来。许多人急于恢复常态，这是可以理解的。但我认为，我们都应该马上想一想，哪些"常态"是真正值得恢复的。动物可以帮助我们治愈癌症，重启心脏，拯救大脑，阻止大流行，挽救生命，扭转死亡，这样的动物就在此处——在我们的鼻子下，在我们的双手中，在我们的

1 关注圈（circle of concern）包括我们在工作和生活中在乎的诸多问题。——原书注

房子里，在我们的脚趾间。它们活在我们身上，也活在我们体内。展望未来和远方是人类的天性，但人类也需要倾听过去，倾听近在咫尺的东西，倾听塑造我们的东西。

我因为大流行放弃了去遥远的加拉帕戈斯群岛的旅行，当时我感到很悲伤。后来，在我小时候玩耍的树林里，我发现了阿尔弗雷德·拉塞尔·华莱士的家。他写了 22 本书，700 篇文章，通过观察动物——我在威尔士小镇尼思和这些动物一起成长——与达尔文共同发现了进化论。这些答案不仅仅出现在遥远的加拉帕戈斯群岛，也出现在我扔过木棍的河流，我躺过的草坪，我站立过的土地。达尔文最亲密的同事的踪迹一直在我眼皮底下，最棘手的医学问题的答案也在我眼皮底下。但我们需要做出改变，才能找到它们。

这种改变可以从你开始。不要再把动物当成肉，当成盘中餐。扩大你的道德圈，容纳所有的生命，而不仅仅是人类的生命。如果你是医生，那就向兽医学习。如果你培训医生，那就和兽医一起。人类医生只向一个物种宣誓，而兽医向其他的每
261 一种生命宣誓。或许他们应该合二为一。如果你培训护士，那就培训他们照顾动物。如果你是科学家，请从动物的生命中学习，而不仅仅是从动物的死亡中学习。如果你是一个普通人，你可以在它们需要你的时候拥抱它们。记住，动物不断给予我们礼物，这种物种之间的分享承载着道德意义。共同努力是为了所有生灵的利益。现在我阅读达尔文的《人类的由来》，会

把它当成一本阐明人类与动物生命机制的联系的书。书名可以改为《一切生灵的由来》，因为这些部分的总和就是我们。

我经常站在重症监护室里的那个床位前，我们就是在那里拯救了被饼干噎住的巴里。现在那张床上躺着其他的病人，有着截然不同的疾病。然而，每一种疾病的背后都有一种可以谈论的动物，这个物种可以帮助我们，我们也可以反过来帮助它。我曾经认为我只与人类合作。但现在我知道，我只和动物打交道。

致谢

感谢所有在我滔滔不绝地谈论长颈鹿时没有（大声）叫我闭嘴的朋友。特别感谢在海滩篝火旁或萨利酒吧与我度过了许多夜晚的好朋友。感谢巴尼向我介绍金门大桥，感谢蔡邀请我演讲，感谢杰克拍摄精彩的照片。感谢洛瑞和劳拉阅读了本书初稿。感谢“在树之间”音乐节给了我思考这本书的平台。感谢我的父母和家人支持我外出旅行，在咖啡馆度过周日，在晚上伴随着循环播放的琼妮·米切尔的音乐和点燃的熏香敲击键盘。

感谢约翰逊和阿尔科克出版社了不起的夏洛特·西摩，因为她，我的文字才能出现在这些书页上。感谢西蒙与舒斯特公司的弗朗西斯·杰索普和弗莱泽·桑德斯以及安德鲁公司的团队提供出色的指导。感谢让这本书变得更好的戴维·爱德华。

感谢达菲德·帕里和加里·托马斯鼓励我最开始对动物生理学产生兴趣，而不仅仅是为了考试而复习。感谢休·蒙哥马利告诉我一些收录在本书中的动物趣事。感谢彼得、特蕾西和莫斯·布林德利（以及蜜蜂）欢迎我去他们的家。感谢理查德·安德森给我讲了鲸鱼心脏的神奇故事，感谢斯科特·布拉德伯恩介绍了一些伟大的作家。感谢已经关张的STA旅行社的卢克·路易斯帮我组织了旅行，感谢罗伯特·麦克法伦帮我选择合适的词语。

感谢杰德和斯图尔特对治疗犬的见解。感谢贾斯汀·肖顿和英国兽医协会，感谢特蕾西·金和人兽信托，感谢诺埃尔·菲茨帕特里克和他的团队。感谢萨拉·卡特和理查德·哈克斯泰布尔帮我找到了我以为早就成碎片的旧论文。感谢威尔士自然资源局的皮帕·哈德曼、南威尔士洞穴探险俱乐部以及乔治·纳什组织了影响这本书的岩石艺术之旅。感谢“在树之间”音乐节的安德鲁和道恩，感谢索菲娅·萨尔蒙。

感谢威尔士大学医院、《英国医学杂志》、皇家珀斯医院、西澳乡村卫生服务局、柯廷大学和卡迪夫大学的同事们，感谢你们的辛勤、支持和关心。你们让工作感觉不那么像工作，而更像是与朋友共度时光。这几年过得很难，我们不会忘记。

感谢保罗·克拉多克、保罗·庞加尼斯、迈克尔·耶格尔、乔诺·利宁、伊洛拉·芬利、迪恩·伯内特、克里斯·巴拉纽克、简·卡蒙、海因·韦伦斯、西尔维娅·范德斯特拉、罗伯特·科尔特、林迪·库克、尤利西斯（软件）以及肖纳岛的人们。

但最重要的是，感谢与我交谈、被我书写的科学家、患者、朋友、家属、人和动物，我希望我公正地对待了你们的故事，尤其是那些无缘阅读这本书的人。

索引

（页码为原书页码，即本书边码。）